Chronische Bronchitis

Konrad Morgenroth

Chronische Bronchitis

Zeichnungen von Gerhard Pucher

W DE G
Walter de Gruyter
Berlin · New York 1988

Prof. Dr. med. Konrad Morgenroth
Ruhr-Universität Bochum
Institut für Pathologie
Universitätsstr. 150
4630 Bochum-Querenburg

Dieses Buch enthält 78 Abbildungen

CIP-Kurztitelaufnahme der Deutschen Bibliothek

Morgenroth, Konrad:
Chronische Bronchitis / Konrad Morgenroth. Zeichn. von Gerhard Pucher. – Berlin; New York: de Gruyter, 1988.
ISBN 3-11-011384-8

Umschlagentwurf: Rudolf Hübler, Berlin.
Satz, Druck, Bindung: Mohndruck, Gütersloh.

Vorwort

Für die Behandlung der chronischen Bronchitis sind in den letzten Jahren wirksame Therapiekonzepte entwickelt worden, die bei einer dem Krankheitsstadium angepaßten, stufenweisen Anwendung eine günstige Beeinflussung des Krankheitsverlaufes und eine Einschränkung der Entwicklung von Komplikationen ermöglicht. Für die Beurteilung der klinischen Symptomatik in den verschiedenen Stadien und das Verständnis des Therapieansatzes können neben den funktionsanalytischen Meßdaten die pathologisch-anatomischen Befunde beitragen, die durch die Entwicklung von formal pathogenetischen Konzepten die Erklärung für die Funktionseinschränkung bieten können. Die vorliegende, in Form eines Atlas zusammengestellte, systematische Darstellung der pathologisch-anatomischen Veränderungen bei der chronischen Bronchitis soll dazu beitragen, eine visuelle Vorstellung vom Krankheitsverlauf zu vermitteln. Dabei wird der Versuch unternommen, durch die Anwendung verschiedener morphologischer Techniken, ein möglichst umfassendes Spektrum der Strukturveränderungen bis in die ultrastrukturellen Dimensionen zu verfolgen und einen umfassenden visuellen Eindruck vom Ablauf der Erkrankungen zu vermitteln.

Durch die Therapie kann in vielen Fällen für lange Zeit die klinische Symptomatik so beeinflußt werden, daß Krankheitsverläufe über viele Jahre und Jahrzehnte möglich werden. Die Erfahrung bei der Biopsiediagnostik zeigt, daß sich entsprechend zu diesem langen, chronischen Verlauf ein Wandel des histomorphologischen Substrates vollzieht, der auf der Basis der allgemeinen pathologischen Phänomene der chronischen Entzündung verständlich wird.

Die Grundlage für die Beurteilung der histomorphologischen Veränderungen bildet die systematische Untersuchung von Biopsiematerial, die eine regelmäßige Anwendung elektronenmikroskopischer Untersuchungsverfahren ermöglicht. Sie wurde durch Obduktionsbefunde ergänzt. Allen Kollegen, die durch die Bereitstellung von Untersuchungsmaterial diese systema tische Zusammenstellung ermöglichten, bin ich zu besonderem Dank verpflichtet.

Der Maler und Graphiker, Gerhard Pucher, hat es verstanden, aus einer Vielzahl von licht- und elektronenmikroskopischen Befunden, die Funktionsabläufe an der Bronchialschleimhaut und ihre Störungen in dreidimensionalen Rekonstruktionen zusammenzustellen, die die Grundlage für die Bewertung der Einzelbefunde bilden sollen. Die durch seine besondere Technik geprägten Zeichnungen bilden einen didaktischen Schwerpunkt der Darstellungen. Für seine von großem Einfühlungsvermögen geprägte langjährige Zusammenarbeit, danke ich ihm ganz besonders.

Dem de Gruyter-Verlag danke ich für die hervorragende Ausstattung des Buches, bei der alle meine Wünsche berücksichtigt wurden und die eine optimale Druckwiedergabe der Abbildungen ermöglicht. Sie bildet eine wesentliche Voraussetzung für die Vermittlung der morphologischen Befunde.

K. Morgenroth

Bochum, September 1987

Inhaltsverzeichnis

1. Einleitung

Die chronische Bronchitis gehört nach fundierten epidemiologischen Untersuchungen zu den häufigsten Erkrankungen. Sie kann bereits im Kindesalter beginnen und einen Verlauf über Jahrzehnte aufweisen. Die Entwicklung wirksamer Therapiekonzepte in den letzten Jahren hat die Möglichkeit zu günstigen Beeinflussungen des Krankheitsverlaufes eröffnet. Diese Therapie kann gezielt in Stufen eingesetzt werden, weil es durch die Verfeinerung der Meßmethoden zur Objektivierung der klinischen Symptomatik und durch die Bronchoskopie gelingt, verschiedene Entwicklungsstadien des Krankheitsablaufes zu ermitteln und die Therapie darauf abzustimmen. Es ist dadurch möglich geworden, auch die Häufigkeit und den Schweregrad der Komplikationen einzuschränken (Barth 1986).

Durch die systematische Untersuchung von Biopsiematerial wird es möglich, bestimmte formal pathogenetische Grundprinzipien der chronischen Bronchitis darzustellen und sie zur klinischen Symptomatik in Beziehung zu setzen. Diese Erkenntisse können zum Verständnis des Krankheitsverlaufes und der Funktionsstörung im Einzelfall beitragen.

Die Darstellung der Strukturveränderungen kann außerdem Hinweise auf den therapeutischen Ansatz liefern, wenn deutlich gemacht werden kann, wo die zur Entzündung führende Gewebsalteration ansetzt und welche Strukturelemente durch die entzündliche Reaktion sekundär geschädigt werden.

Aus einer Vielzahl licht- und elektronenmikroskopischer Befunde soll der Krankheitsablauf rekonstruiert und die Besonderheiten der verschiedenen Formen und Stadien der chronischen Entzündung wiedergegeben werden.

Da die entzündlichen Reaktionen allgemein biochemisch gesteuerten Mechanismen folgen, die von der Art der die Entzündung auslösenden Gewebsalteration unabhängig sind, ist zu erwarten, daß auch die Form der geweblichen Reaktion durch verschiedene Agenzien nur wenig modifiziert werden kann. Aus den histomorphologisch faßbaren Veränderungen ist deshalb eine ätiologisch begründete differentialdiagnostische Abgrenzung der Reaktionsmuster nicht zu erwarten.

1.1. Definition

Obwohl die chronische Bronchitis zu den häufigsten Erkrankungen des Menschen gehört, liegt bisher keine allgemein gültige Definition der Erkrankung vor, die sowohl verschiedene klinische Symptome als auch die histomorphologischen Veränderungen berücksichtigt. Das führt dazu, daß die epidemiologischen Untersuchungen zu dieser Erkrankung divergierende Aussagen enthalten können. Die statistischen und epidemiologischen Untersuchungen zur chronischen Bronchitis sind deshalb nur mit Einschränkung zu bewerten, weil sie häufig von sehr variablen Voraussetzungen ausgehen. Die meisten Untersuchungen beruhen auf einer von der WHO (1959) vorgeschlagenen Definition der chronischen Bronchitis.

Eine chronische bzw. rezidivierende Bronchitis liegt dann vor, wenn eine vermehrte Schleimsekretion an den meisten Tagen, mindestens aber während 3 Monaten in jedem von 2 aufeinanderfolgenden Jahren vorhanden ist.

Diese Definition berücksichtigt überwiegend die Änderung der sekretorischen Leistung der Bronchialschleimhaut. Die entzündlichen Grundphänomene und damit auch prognostische Aussagen bleiben dabei unberücksichtigt. Unter klinischen Gesichtspunkten ist man deshalb dazu übergegangen, die nicht obstruktive Bronchitis, die vor allem die katarrhalische Form betrifft, von der obstruktiven mit bestimmten Komplikationen behafteten, klinisch ungünstiger verlaufenden Form abzugrenzen. Die obstruktive Bronchitis wird als „chronisches unspezifisches respiratorisches Syndrom“ oder „chronisch unspezifische obstruktive Lungenerkrankung“ bezeichnet. International hat sich dafür die Bezeichnung „COLD“ = „chronic destructive lung desease“ durchgesetzt (Hartung 1984).

Abb. 1
Chronische katarrhalische Bronchitis. Im Oberflächenepithel deutlich ausgeprägte Aktivierung der Becherzellen. Relative Becherzellvermehrung. In den einzelnen Becherzellen in dichter Anordnung Prosekrettropfen. Auf der Epitheloberfläche stülpen sich Sekretkuppen vor. Gleichmäßiger, erhaltener Zilienbesatz am Oberflächenepithel. Geringes subepitheliales Ödem.
Lichtmikroskopische Aufnahme, Semidünnschnitt
Färbung: Basisches Fuchsin und Methylenblau
Vergrößerung: 680 ×

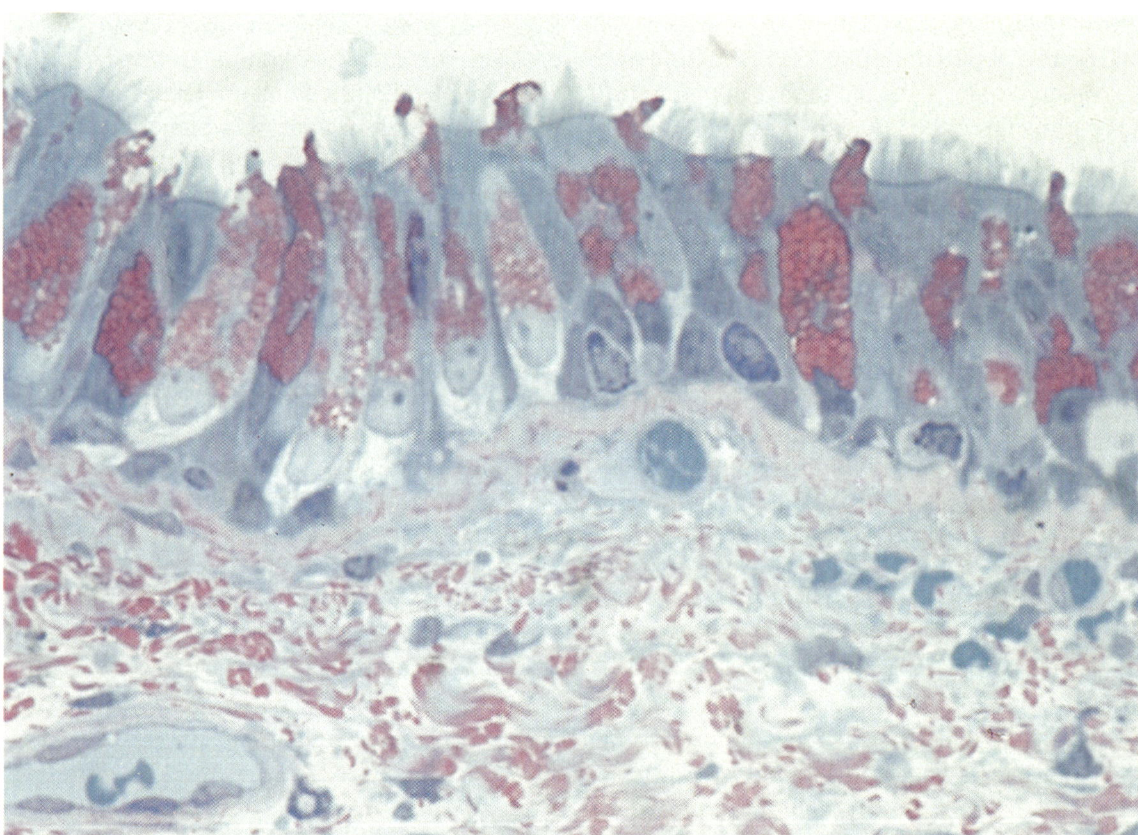

2. Allgemeine pathologische Phänomene der chronischen Entzündung

Der Begriff „chronische Entzündung“ berücksichtigt in erster Linie den Zeitfaktor, d. h. die Zeitdauer des entzündlichen Prozesses, unabhängig davon, ob er mit einer akuten Phase begonnen hat oder nicht. Es kann im Rahmen des lang dauernden schleichenden Krankheitsverlaufes zu akuten Exzazerbationen kommen, die, je nachdem, welche Komponente vorherrscht, als chronische Entzündung mit akutem Schub, rezidivierende oder rekurrierende chronische Entzündung bezeichnet wird.

Nach dem vorherrschenden histomorphologischen Substrat können granulierende, fibrosierende, sklerosierende, atrophisierende, destruierende Reaktionsformen abgegrenzt werden. Die histologischen Merkmale der chronischen Entzündung sind durch ortsständige proliferierende Reaktionen mit überwiegend lymphozytären oder lymphoplasmazellulären Infiltraten gekennzeichnet. Es liegt in der Natur der entzündlichen Vorgänge, daß die Reaktion in der Regel solange anhält, wie der Entzündungsreiz fortbesteht. Bestimmte Formen der chronischen Entzündung können jedoch einen Verlauf aufweisen, bei dem die die Kontinuität der Entzündung unterhaltende Gewebsalteration nur eine untergeordnete Rolle spielt. Bei diesen Entzündungsformen ist ein protrahierter, in einem unabhängigen Regelkreis ablaufender formal pathogenetischer Mechanismus zu beobachten.

Die Faktoren, die den Verlauf der Entzündung im Einzelfall im Sinne einer chronischen Entzündung steuern, sind nur in den Ansätzen bekannt. Grundsätzlich ist davon auszugehen, daß die Form und der Ablauf der ortsständigen Abwehrmechanismen für die Effektivität der Abwehrreaktion sowie die Reparation und die Neutralisation der schädigenden Agenzien verantwortlich zu machen sind (König et al. 1986).

Die ortsständige Reaktionsbereitschaft ist von einer Reihe allgemeiner Voraussetzungen abhängig, wie heriditären Faktoren, Geschlecht, Alter, endokrinen Einflüssen, Ernährungszustand, Temperatur, Art und Intensität des auslösenden Agens, Art des betroffenen Gewebes. Die Beobachtung, daß bestimmte Erkrankungsgruppen familiär gehäuft auftreten können, sprechen für eine erblich begründete Variabilität in der Bereitschaft zu bestimmten Formen der entzündlichen Reaktion, wobei eine Bevorzugung bestimmter Organsysteme auftreten kann. Klinische Beobachtungen zeigen, daß bei weiblichen Individuen in geschlechtsreifem Alter in einem höheren Maß die Fähigkeit zum Aufbau einer spezifischen Immunantwort besteht. Frauen zeigen eine erhöhtere Neigung zur exsudativen entzündlichen Reaktion als Männer (Cottier 1980).

Die Häufigkeit zur Entwicklung einer akuten exsudativen Reaktion nimmt mit steigendem Alter ab, während die Bereitschaft zu protrahierten, proliferativen chronischen Entzündungen in höherem Alter zunimmt. In hohem Alter ist häufig eine Veränderung der spezifischen Immunantwort und der unspezifischen Resistenz zu beobachten.

Der Ablauf und die Dauer der Entzündung wird wesentlich durch die Intensität und die Qualität der auslösenden Noxe bestimmt. Bei vielen chronischen Verlaufsformen der Entzündung ist von bestimmten Stadien an ein von einer Noxe unabhängiger, protrahierter Verlauf zu beobachten, der offenbar vor allem in Bezug auf die Fibroblastenreaktion einem eigenständigen Regelkreis unterliegt.

Die Differenzierung des von der Entzündung betroffenen Gewebes, wie z. B. Anteil des Bindegewebes und Differenzierung der epithelialen Komponenten im Bezug auf eine organspezifische zelluläre Leistung, bestimmen die Form der Entzündung. In den einzelnen Organsystemen besteht eine sehr unterschiedliche, auch morphologisch geprägte Bereitschaft zur ortsständigen Immunantwort. Die Organsysteme, die kontinuierlich und direkt Umwelteinflüssen ausgesetzt sind, wie der Gastrointestinaltrakt und der Respirationstrakt sind mit einer besonderen immunologischen Reagibilität ausgestattet.

2.1. Formal pathogenetischer Ablauf der chronischen Entzündung

Die klinisch akut verlaufenden Entzündungen sind dem morphologischen Substrat der exsudativen entzündlichen Reaktion zuzuordnen. Bei chronischen Verlaufsformen treten lymphozytäre und lymphoplasmazelluläre Infiltrate auf, und die proliferierenden Prozesse der Entzündungsreaktion bestimmen den Ablauf. Unter Proliferation ist dabei eine durch die Entzündung unterhaltene Vermehrung der Zellen im Entzündungsfeld durch mitotische Zellteilung zu verstehen. Die exsudativen und proliferativen Reaktionsmechanismen ergänzen sich dabei. Für die Klassifikation wird das Überwiegen der einen oder der anderen Reaktionsform gewertet. Die biochemischen Vorgänge, die diese Mechanismen steuern, sind nur wenig bekannt. Alle mobilen und ortsständigen Bindegewebszellen beteiligen sich an den proliferativen Prozessen, dabei können jedoch bestimmte Zellen oder Zellgruppen im Einzelfall überwiegen.

2.2. Zellen der chronischen entzündlichen Reaktion

Im Reaktionsbereich treten vor allem lymphoide Zellen (Lymphozyten, Plasmazellen, Immunoblasten, Plasmoblasten und Plasmazellen) auf. Diese Zellen sind wahrscheinlich in der Lage, ortsständige immunologische Funktionen zu erfüllen. Die Lymphozyten beteiligen sich vor allem an der pulmonalen Infektabwehr (König et al. 1986). Sie sind in der Lage, ortsständige zellgebundene und humorale Immunreaktionen zu unterhalten.

Eine große Bedeutung bei der chronischen Entzündung kommt den Makrophagen zu. Sie stammen von Blutmonozyten ab, die in der Spätphase der exsudativen Reaktion in das Gewebe aus dem Gefäßstrom auswandern. Die Zellen sind zur Makrophagozytose fähig und können Bakterien oder große Partikel, z. B. Zellbestandteile aus Nekrosen oder ganze Zellen, wie geschädigte Granulozyten, aufnehmen und im Zytoplasma abbauen. Die Aufnahmekapazität der Makrophagen ist begrenzt. Sie können außerdem durch die phagozytierten Substanzen geschädigt werden, so daß sie nekrotisch werden. Es müssen deshalb ständig neue Makrophagen im Reaktionsbereich bereitgestellt werden.

Das Verhalten der Fibroblasten bestimmt ganz wesentlich das morphologische Substrat der proliferativen Entzündung. Die biochemischen Grundmechanismen, die die Aktivierung und Proliferation der Fibroblasten regeln, sind nur wenig bekannt. Mononukleäre Zellen sind wahrscheinlich für die Regulation der Fibroblastenfunktion wichtig (König et al. 1986 b). Faktoren, die von mononukleären Zellen und Makrophagen freigesetzt werden, können die Fibroblastenproliferation und die Kollagen-Proteoglycan-Synthese stimulieren. Vor allem wird dabei Fibronektin durch aktivierte Makrophagen freigesetzt, so daß eine Wechselwirkung zwischen Makrophagen und Fibroblasten besteht. Von Thrombozyten freigesetzte Wachstumsfaktoren und andere Mediatoren wie Lymphokinine, Leukotriene und Komplement beteiligen sich an den Regulationsmechanismen.

Die Endothelzellen der Blutgefäße sind ebenfalls an den Proliferationsvorgängen bei der chronischen Entzündung beteiligt. Auch für den Vorgang der Endothelzellproliferation werden Faktoren diskutiert, die dem Gesamtkomplex des Mediatorensystems zuzuordnen sind, obwohl einzelne Komponenten dafür noch nicht genauer charakterisiert werden konnten. Experimentelle Befunde sprechen dafür, daß Granulozyten und aktivierte Makrophagen eine Endothelproliferation auslösen können.

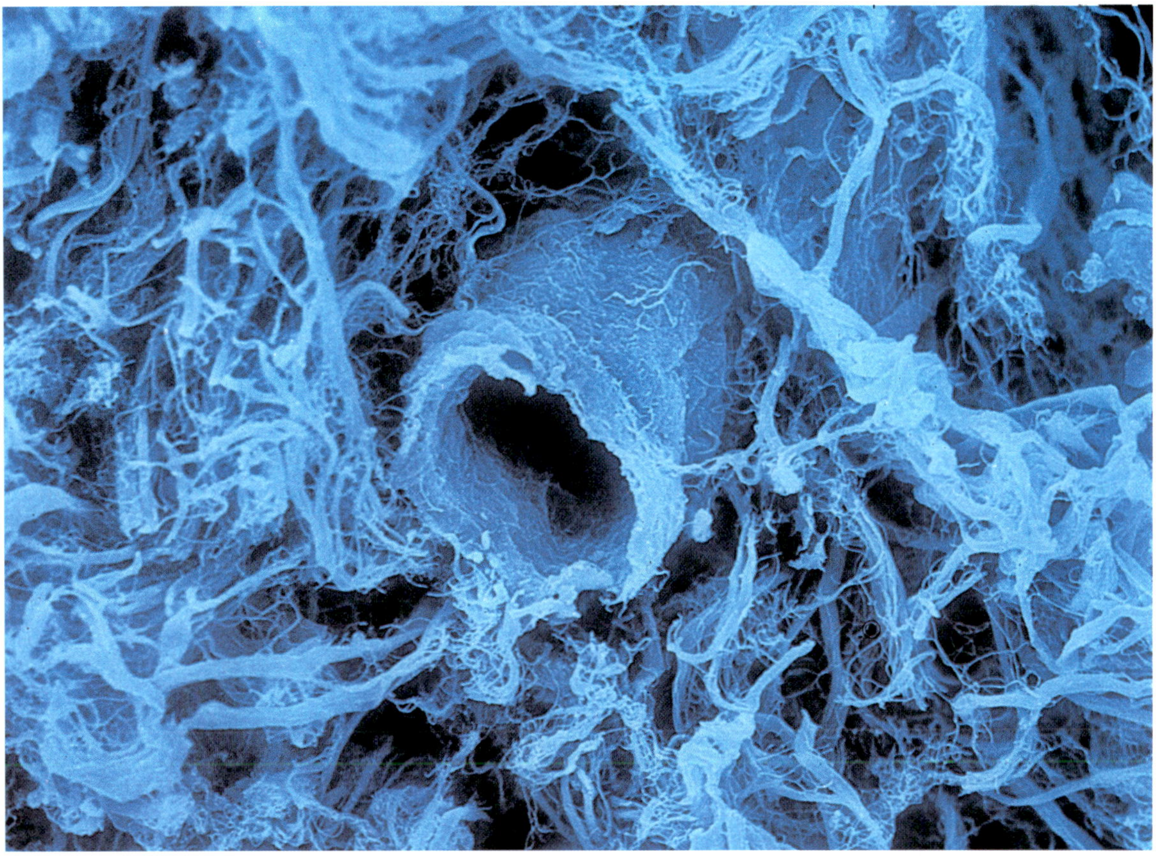

Abb. 2
Subepitheliales Ödem bei chronischer katarrhalischer Bronchitis. Auflockerung des bindegewebigen Grundgerüstes der subepithelialen Bindegewebszone. Im Zentrum quer eröffnete Kapillare.
Rasterelektronenmikroskopische Aufnahme
Vergrößerung: 890 ×

Die bei der chronischen Entzündung zu ermittelnden formalpathogenetischen Mechanismen lassen den Schluß zu, daß die Entscheidung, ob eine Entzündung mit der akuten exsudativen Reaktion ausheilt oder in eine chronisch-proliferierende Phase übergeht, von der Aktivität und der Einwirkungsdauer der auslösenden Agenzien und von der Effektivität der lokalen und allgemeinen Abwehrmechanismen abhängig ist. Aus den bisher nur im Ansatz bekannten Regulationsmechanismen der chronischen Entzündung wird deutlich, daß der Ablauf der Entzündung in bestimmten Stadien von der Wirkung schädigender Agenzien unabhängig wird und dann einem ortsständigen Regelmechanismus unterliegt, der ihren progredienten Verlauf unterhält. Eine Beeinflussung des Ablaufs dieser Regulationsformen kann deshalb an verschiedenen Punkten ansetzen:

1. Beseitigung der schädigenden Agenzien, z. B. durch das Aufgeben des Rauchens,
2. Unterstützung der allgemeinen und lokalen Infektabwehrmechanismen, z. B. durch Surfactantstimulation,
3. Blockade der proliferativen Vorgänge des Entzündungsablaufes, z. B. durch lokale Corticoidapplikation.

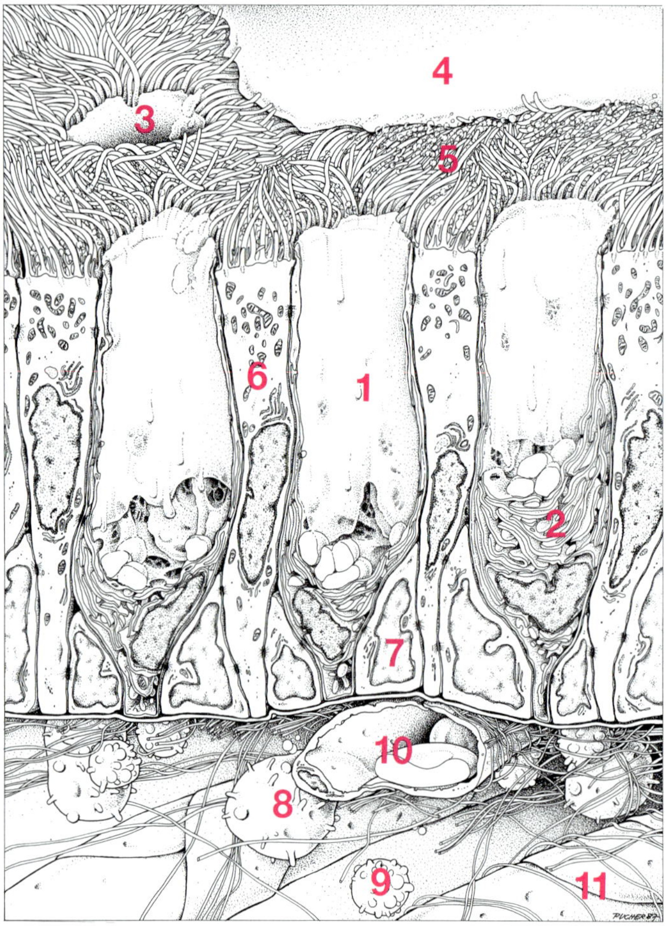

Abb. 3

Chronische katarrhalische Bronchitis. Dreidimensionale Reproduktion Aktivierung der Sekretproduktion im Oberflächenepithel. In den Becherzellen Ansammlung zäher Sekretanteile. Die Becherzellen befinden sich alle im gleichen Stadium der Sekretbildung und Sekretausschleusung. Über den Zilien unregelmäßig begrenzter zähflüssiger Sekretplaque. Subepitheliales Ödem. Geringe subepitheliale Infiltration mit Lymphozyten und einzelnen Plasmazellen.

1 = Becherzelle
2 = Endoplasmatisches Retikulum der Becherzelle
3 = Ausschleusungsvorgang des Sekretes einer Becherzelle auf der Epitheloberfläche
4 = Unregelmäßig begrenzter Sekretplaque über den Zilien
5 = Schaumiges Surfactantmaterial in der Solphase des Sekretes über dem Bronchialepithel
6 = Zilienzelle
7 = Basalzelle
8 = Plasmazelle im subepithelialen entzündlichen Infiltrat
9 = Lymphozyt des entzündlichen Infiltrates
10 = Tangential eröffnete subepitheliale Kapillare
11 = Oberfläche einer subepithelialen Kapillare

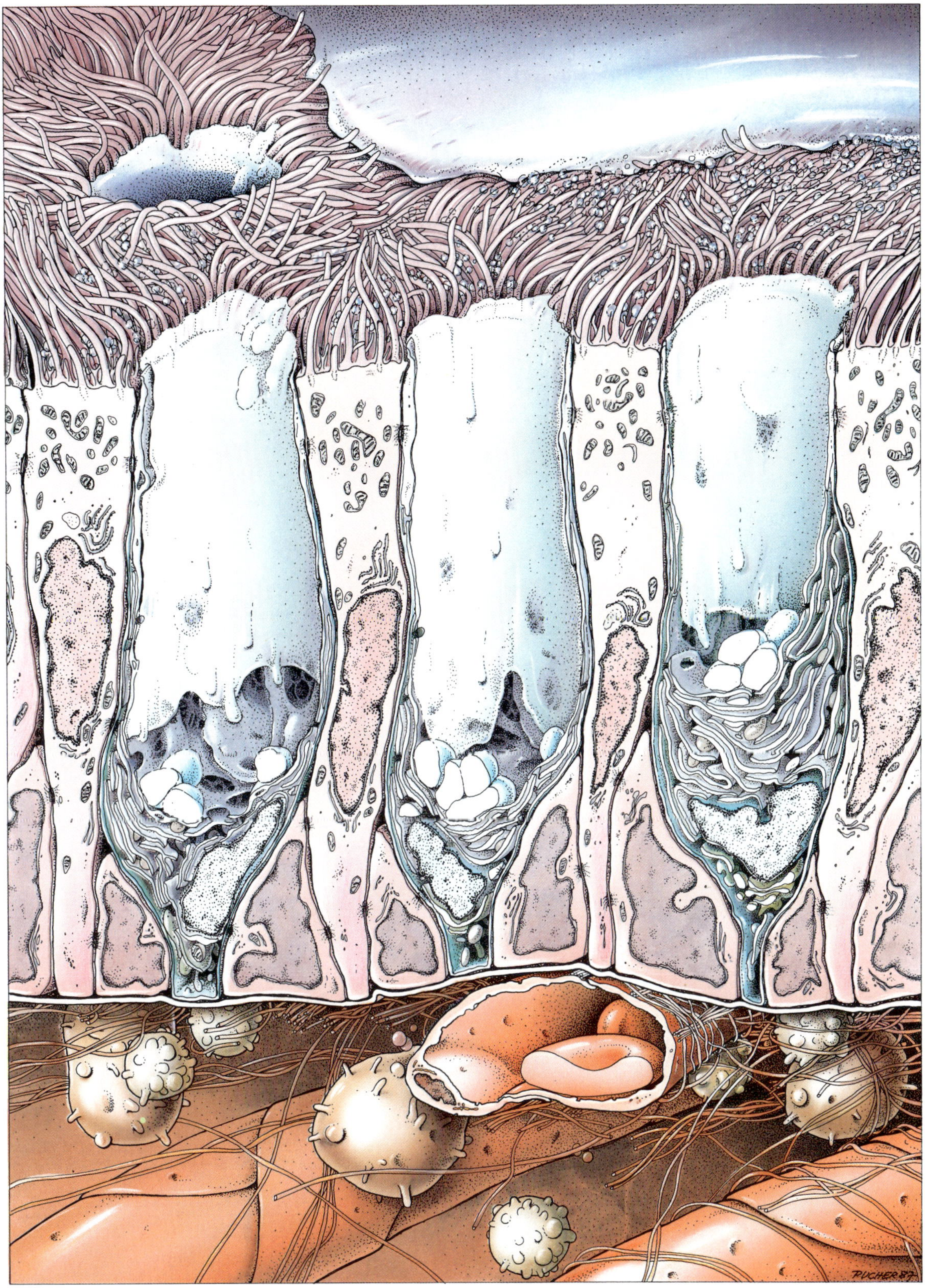
PUCHER 87

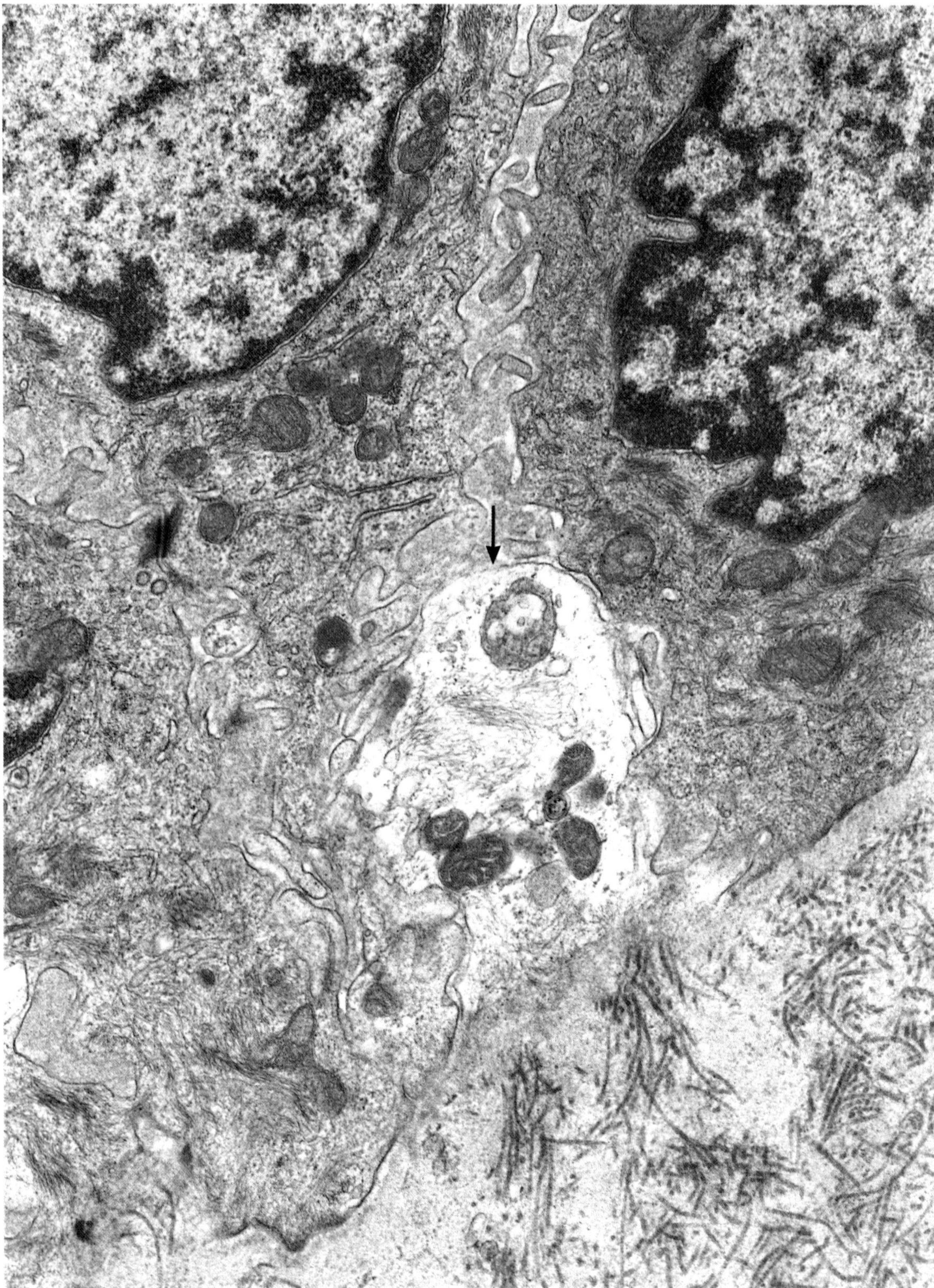

3. Ätiologie der chronischen Bronchitis

Trotz intensiver Bemühungen ist es bisher nicht gelungen, die Ätiologie der chronischen Bronchitis zu klären. Nach den bisher vorliegenden Befunden ist anzunehmen, daß verschiedene ätiologische Faktoren zusammenwirken und die Form und den Verlauf der Bronchitis im Einzelfall bestimmen. Dabei werden folgende Faktoren diskutiert:

- Tabakrauch
- berufliche Exposition gegenüber Staub, Dämpfe, Gasen (z. B. SO_2, CO_2 und CO usw.)
- allgemeine Luftverschmutzung
- rezidivierende Infekte
- bronchiale Allergien
- Klimaeinflüsse
- Bronchiektasen und deformierende Bronchopathien
- Alkoholismus
- sozioökonomischer Status

Dabei ist zu berücksichtigen, daß bei allen bisher vorliegenden Untersuchungen die relativ unscharfe Definition der chronischen Bronchitis nach WHO zugrunde gelegt wurde.

3.1. Inhalatives Rauchen

Daß das inhalative Rauchen als entscheidender ätiologischer Faktor bei der chronischen Bronchitis zu werten ist, ist durch eine Reihe umfangreicher Erhebungen belegt (Deutsche Forschungsgemeinschaft 1975, Ryder et al. 1971, Leu et al. 1986). Es besteht zwischen Häufigkeit und Höhe des Tabakkonsums eine klare Beziehung (Hartung 1963). Inwieweit das sog. Passivrauchen dabei eine Rolle spielt, konnte bisher nicht endgültig belegt werden (Colley et al. 1974, Sims et al. 1978).

Die chronische Bronchitis ist von jüngerem Alter an über doppelt so häufig bei Rauchern wie bei Nichtrauchern (Hartung 1983).

Durch die Inhalation des Tabakrauches wird das Bronchial- und Alveolarsystem durch gasförmige und partikuläre Bestandteile belastet, die die Mechanismen der bronchialen und alveolären Reinigung beeinflussen. Es findet im Bronchialsystem eine Stimulation der Sekretproduktion statt, während die Aktivität des Zilienschlages gehemmt wird, so daß der mukoziliäre Reinigungsvorgang insgesamt eingeschränkt wird. Die partikulären Bestandteile des Tabakrauches werden von Alveolarmakrophagen aufgenommen. Die dadurch hervorgerufene Aktivierung des Makrophagensystems kann zu einer vermehrten ortsständigen, schädigenden Enzymfreisetzung führen und andererseits die Makrophagen soweit in Anspruch nehmen, daß die durch sie bewirkte ortsständige Infektabwehr eingeschränkt wird.

Experimentelle Untersuchungen haben darüber hinaus gezeigt, daß durch die Bestandteile des Tabakrauches eine Schädigung des Surfactantsystems der Lunge auftritt. Bei Rauchern konnte eine Reduktion der Gesamtmenge an Surfactant ermittelt werden (Curti 1981, Finely 1981). Da der Surfactant einen wesentlichen Bestandteil der Mukusschichten im Bronchialsystem darstellt, führt eine Reduktion des Surfactant zu einer Einschränkung der mukoziliären Transportmechanismen und begünstigt dadurch die Entwicklung entzündlicher Reaktionen (Morgenroth und Bolz 1985).

Die Wahrscheinlichkeit, an einer chronischen Bronchitis zu erkranken, steigt mit dem

◀ Abb. 4
Innervation des Bronchialepithels. Von der Schwannschen Scheide entkleidete Nervenfaser in den basalen Anteilen des Bronchialepithels (Pfeil). Im Anschnitt typische kleine Mitochondrien und Gruppen von Neurotubuli. Daneben Basalzellen des Bronchialepithels. Unter der Basallamelle lockeres Kollagenfasergerüst.
Transmissionselektronenmikroskopische Aufnahme
Vergrößerung: 3500 ×

Alter und der Zahl der täglich gerauchten Zigaretten. Da ein hoch signifikanter Zusammenhang zwischen Rauchverhalten und sozialer Schicht besteht, ist auch unter diesem Gesichtspunkt mit einer höheren Rate bei der chronischen Bronchitis in Abhängigkeit vom sozioökonomischen Status zu rechnen (Leu et al. 1986).

3.2. Allgemeine Umweltfaktoren

Die Vermutung, daß zwischen Krankheiten und Luftverunreinigung ein Zusammenhang besteht, stammt aus dem Altertum (Schöttes et al. 1986). Trotzdem sind die bisher vorliegenden Befunde widersprüchlich und schwer durch objektive Daten zu belegen (Hartung 1983). Umfangreiche Erfahrungen liegen aus Beobachtungen bei Smogkatastrophen 1952, 1955 und 1962 in London vor. Sie haben gezeigt, daß ein Anteil von 250 $\mu g/m^3$ SO_2 zu einer Verschlechterung pulmonaler Erkrankungen führt. Beobachtungen der Smogperioden 1985 in Deutschland haben diese Untersuchungsergebnisse bestätigt (Schöttes et al. 1986). Experimentelle Untersuchungen haben gezeigt, daß Inhalation von SO_2 zu einer starken Atemwegsobstruktion führt (Ulmer 1985). Aus den Untersuchungen ist abzuleiten, daß ab einer Konzentration von 1,35 mg SO_2/m^3 bei überempfindlichen Patienten mit einer verstärkten Bronchusspastik gerechnet werden kann, die aber auch durch kalte Luft, Zigarettenrauch und Dieselabgase ausgelöst werden kann (Reichel und Ulmer 1970).

Angaben über ein häufigeres Auftreten der chronischen Bronchitis bei der Stadtbevölkerung im Vergleich zur Landbevölkerung stammen vor allem aus England (Holland und Reid 1965, Strauß und Harris 1968). Eine vergleichbare Untersuchung für das Ruhrgebiet (Reichel und Ulmer 1970) konnte diese Beobachtung nicht bestätigen. Derartige epidemiologische Untersuchungen sind vor allem unter Berücksichtigung unterschiedlicher Rauchgewohnheiten nur mit Einschränkung zu bewerten.

Der Einfluß des „Passivrauchens“, vor allem am Arbeitsplatz, auf die Entwicklung der chronischen Bronchitis und des Bronchialkarzinoms ist in den letzten Jahren eingehend diskutiert worden, ohne daß richtungweisende Ergebnisse ermittelt werden konnten (Lanzet 1985). Das Mitrauchen von Nichtrauchern am Arbeitsplatz bedeutet eine Belastung, die sehr unterschiedlich empfunden wird (Kolloquium „Passivrauchen“ Internistenkongreß, Wiesbaden 1986). Es wird angenommen, daß vor allem das „Passiv“inhalieren von Zigarren- und Pfeifentabak schädigende Einflüsse hat, da dabei die schädlichen Substanzen in höheren Konzentrationen den Nichtraucher erreichen; weil der „Aktivrauchende“ den Rauch nicht inhaliert (Sandler 1985).

3.3. Berufliche Noxen

Epidemiologische Untersuchungen zeigen, daß zwischen beruflicher langdauernder Staubbelastung und dem Verlauf der chronischen Bronchitis ein Zusammenhang besteht (DFG 1981). Das Ausmaß der Reaktion wird dabei von der Größe und der Zusammensetzung der Stäube bestimmt und ist von der Effektivität der bronchialen Reinigungsmechanismen beim betroffenen Individium abhängig. Die Abgrenzung der Staubwirkung ist in vielen Fällen, vor allem auch unter epidemiologischen Gesichtspunkten nur schwer von Einflüssen der individuellen Rauchgewohnheiten zu vollziehen (Hartung 1983).

Die Quarzstaubbelastung, z. B. mit Entwicklung einer Silikose, kann unmittelbar das Auftreten einer chronischen Bronchitis und ihre

Abb. 5
Innervation des Bronchialepithels. Endigungen der in den Interzellulärspalten verlaufenden Nervenfasern legen sich mit kolbigen Auftreibungen (Pfeil) der Zellmembran einer Becherzelle an. In der Becherzelle breiter Sekretpfropf. Darunter endoplasmatisches Retikulum und Anteil des Golgiapparates sowie basalständiger Zellkern.
Transmissionselektronenmikroskopische Aufnahme
Vergrößerung: 9500 ×

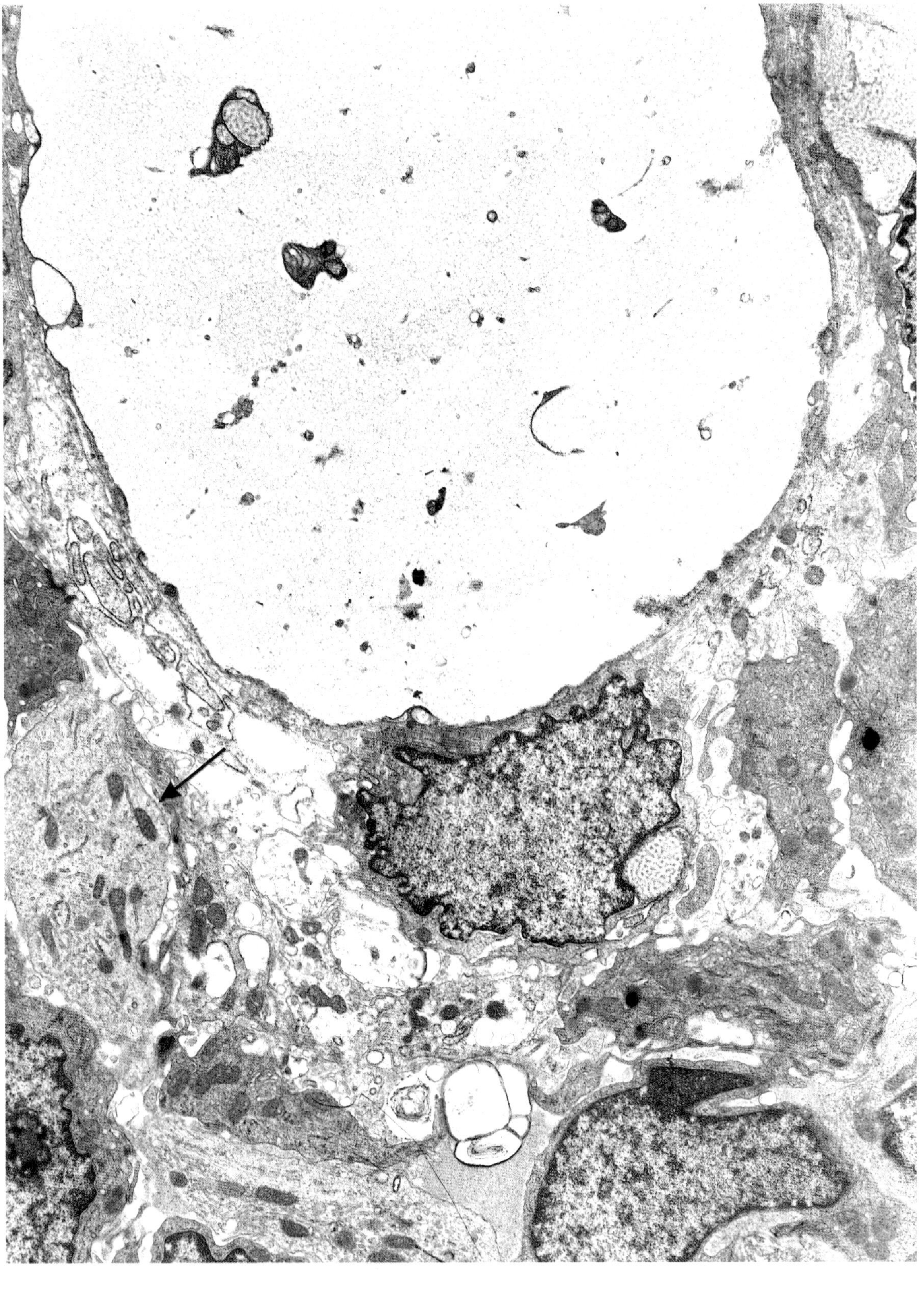

Verschlimmerung verursachen. Die überwiegend in der Umgebung der mittleren und kleineren Bronchien entwickelten, durch die Staubbelastung ausgelösten Vernarbungen können den Grad der Obstruktion des Gesamtsystems wesentlich mitbestimmen (Könn et al. 1983).

3.4. Bedeutung von Infektionen

Die Bedeutung von Infektionen für die Entwicklung der chronischen Bronchitis kann bisher nicht eindeutig bewertet werden. Unter epidemiologischen Gesichtspunkten wird bezweifelt, daß Infektionen für die Entwicklung der chronischen Bronchitis eine wesentliche Rolle spielen. Sie ist nur als eine wesentliche Teilursache anzusehen (Ulmer 1979) und für akute Exazerbationen des sonst chronisch schleichenden Krankheitsverlaufes verantwortlich zu machen. Sie können dabei jedoch schwerste lebensbedrohliche Komplikationen auslösen. Das Angehen der Infektionen wird dabei durch die Einschränkung oder das Versagen der ortsständigen Abwehrreaktionen gebahnt.

Es besteht wahrscheinlich eine Wechselbeziehung zwischen rezidivierenden Infektionen und der Schädigung der einzelnen Teilkomponenten der ortsständigen Schutzmechanismen. Neuere Untersuchungen weisen allerdings darauf hin, daß Infekte langfristige Nachwirkungen auf die Entwicklung mit der chronischen Bronchitis haben können. Besonders nach Infektionen mit Pseudomonas und Haemophylus, ist die mukoziliäre Clearance über Wochen herabgesetzt (Wilson et al. 1985, 1986). Während der bakteriellen oder häufig viral-bakteriellen Infektionen kann die Obstruktion durch eine erhöhte Bereitstellung von Entzündungsmediatoren (vor allem Leukotrienen), die direkt eine Kontraktion der Bronchialwandmuskulatur auslösen, eine wesentliche Verschlimmerung der Obstruktion hervorgerufen werden (Ulmer und Zimmermann 1986).

Auch bei Patienten mit einer schweren Exazerbation gelingt es in der Regel, durch konsequente Therapie über viele Jahre eine rasche Besserung zu erreichen. Auch nach einem Krankheitsverlauf von 15 Jahren und mehr ist bei diesen Patienten keine wesentliche Verschlechterung der Lungenfunktion zu erwarten (Höffe und Ulmer 1985). Als wesentliche Voraussetzung für den günstigen Verlauf wird eine konsequente Langzeittherapie des chronischen Entzündungsprozesses angesehen. Typische Infektionskrankheiten des Kindesalters, wie Masern und Keuchhusten, haben wahrscheinlich für die Entwicklung der chronischen Bronchitis und der Bronchiektasen eine Bedeutung. Systematische, histologische und elektronenmikroskopische Untersuchungen haben gezeigt, daß nach Infektionen im Kindesalter Veränderungen nachweisbar werden, die auf eine Einschränkung der mukoziliären Clearance schließen lassen (Becker et al. 1984, Stockinger 1986).

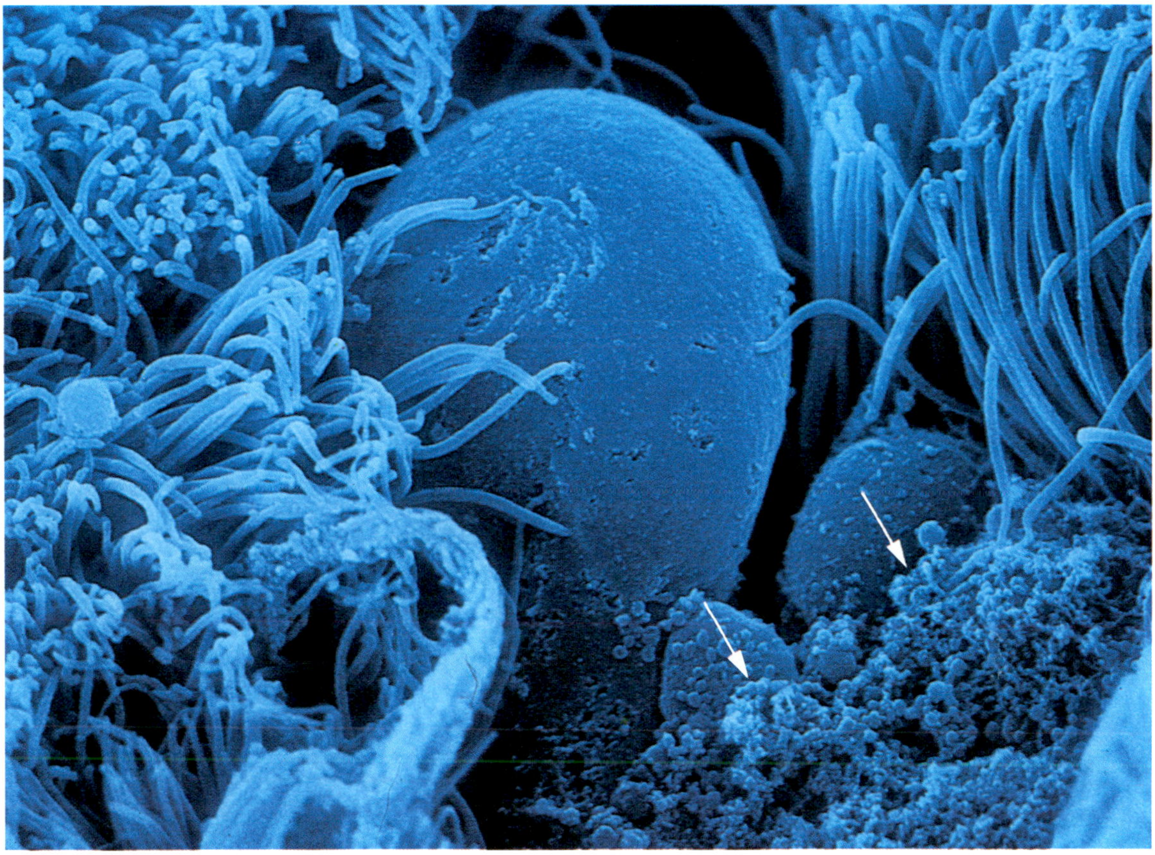

Abb. 6
Sekretpfropf einer Becherzelle auf der Epitheloberfläche. Daneben gleichmäßiger Zilienbesatz. Zwischen den Zilien angeordnetes, schaumartiges Surfactantmaterial (Pfeil).
Rasterelektronenmikroskopische Aufnahme
Vergrößerung: 6000 ×

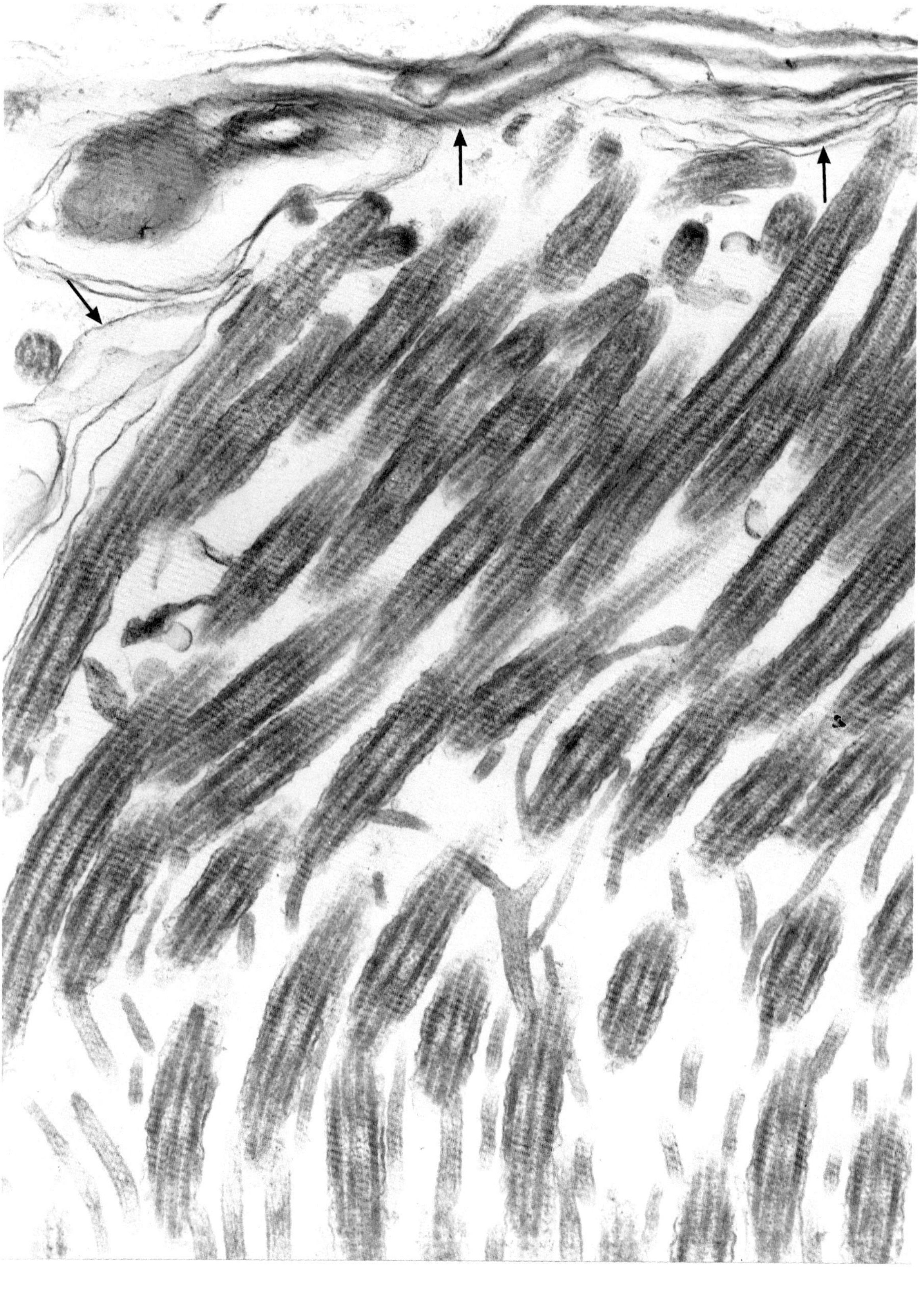

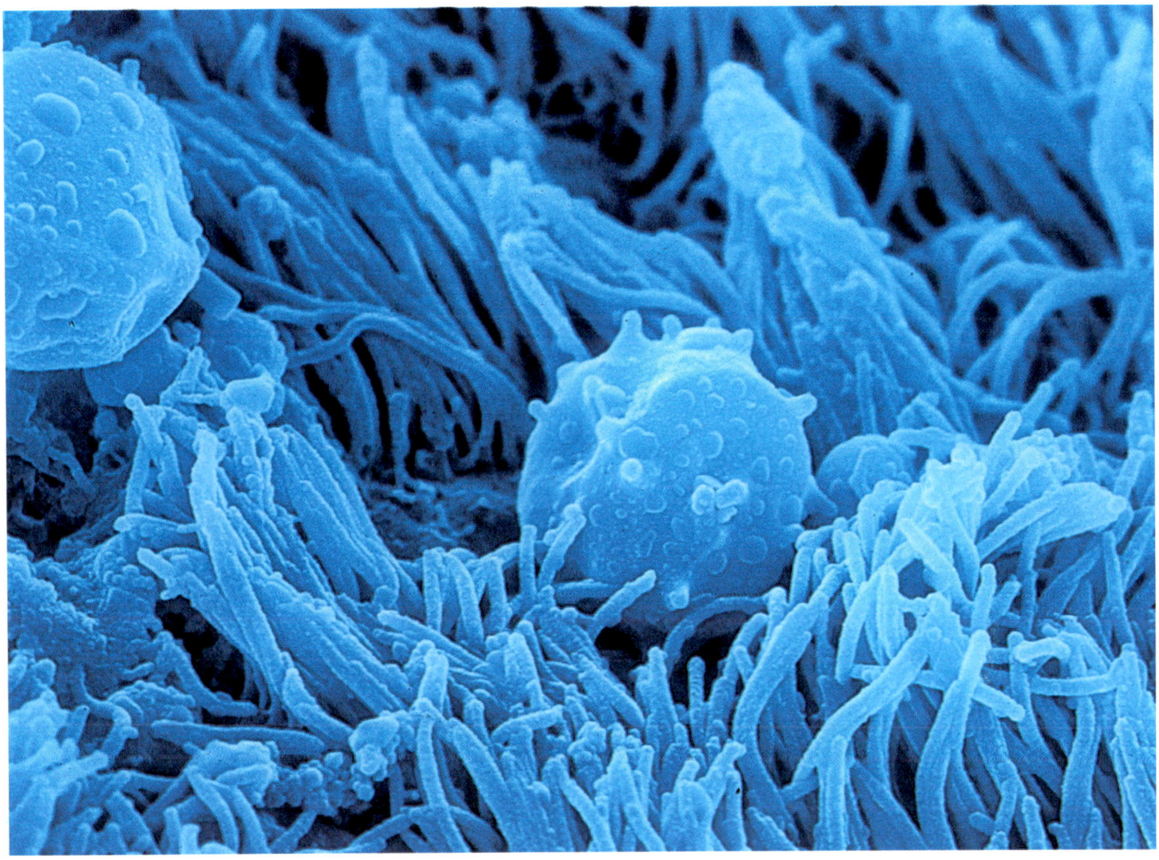

Abb. 7
Sekretschichtung über dem Bronchialepithel. Zwischen den Zilien und den Mikrovilli liegt die dünnflüssige Solphase, die durch Flüssigkeitsdiffusion aus der subepithelialen Bindegewebszone aufgebaut wird. Zwischen den Zilien und an der Grenze zwischen Sol- und Gelphase der Mukusschichten z. T. bläschenförmiges, z. T. in gestreckten Membranen angeordnetes Surfactantmaterial (Pfeile).
Transmissionselektronenmikroskopische Aufnahme
Vergrößerung: 39 000 ×

Abb. 8
Chronische katarrhalische Bronchitis. Einzelne Granulozyten treten über die Interzellularspalten des Epithels in die Bronchiallichtung aus. Gleichmäßiger, erhaltener Zilienbesatz des Oberflächenepithels.
Rasterelektronenmikroskopische Aufnahme
Vergrößerung: 6000 ×

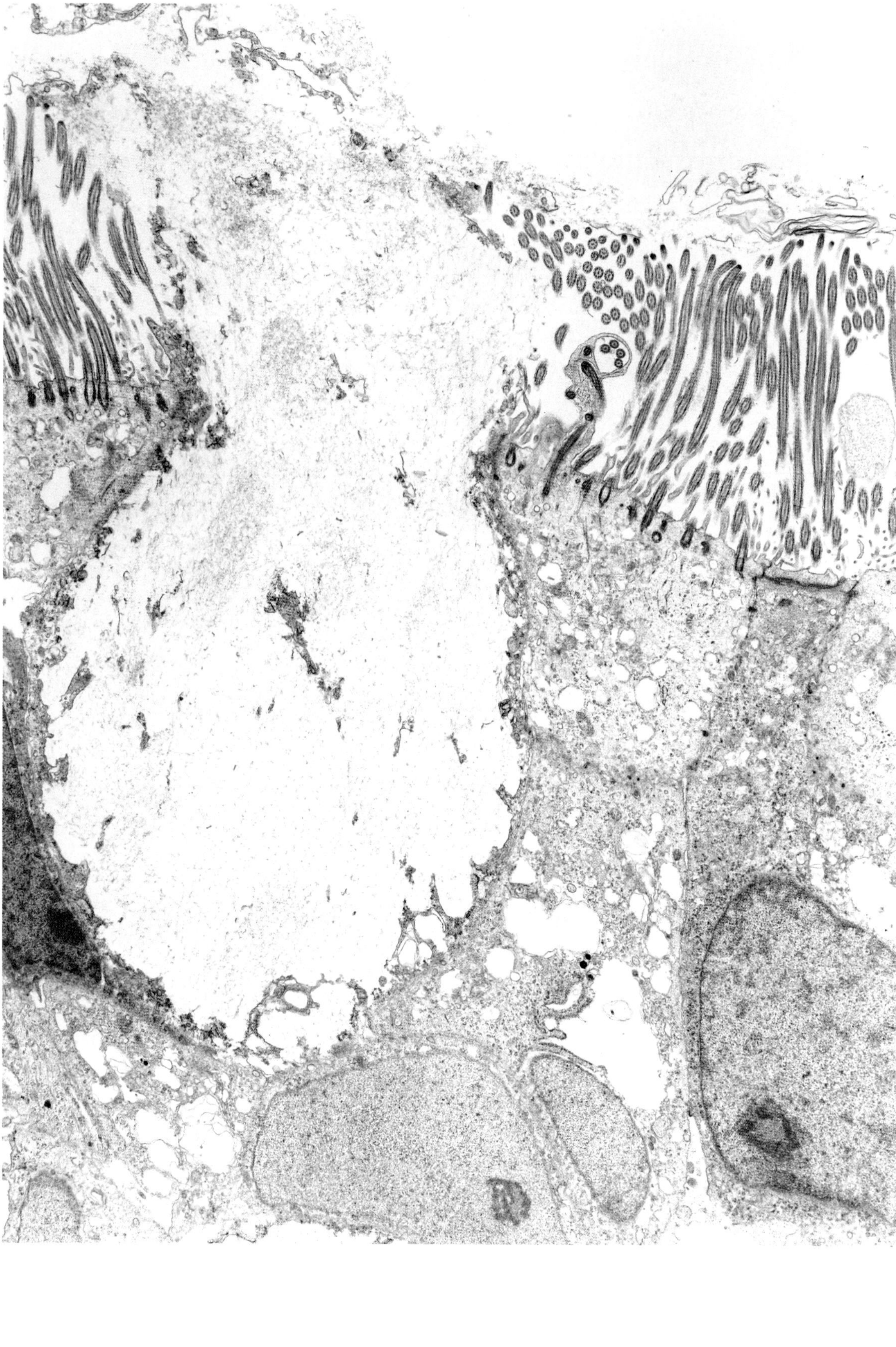

4. Chronische katarrhalische Bronchitis

Unter einer katarrhalischen Entzündung ist ein an den Schleimhäuten ablaufender Prozeß zu verstehen, der durch eine verstärkte Schleimsekretion und/oder Exsudation seröser Flüssigkeit an der Schleimhautoberfläche gekennzeichnet ist (Cottier 1980). Bei dieser Form der Entzündung tritt neben den zellulären Grundmechanismen der entzündlichen Reaktion eine Steigerung der üblicherweise als Teilkomponente eines Schutzmechanismus an der Schleimhaut wirkenden Sekretproduktion auf. Sie bestimmt wesentlich die entzündungsbedingte Funktionseinschränkung und das histomorphologische Erscheinungsbild der Reaktion.

Die einfache „chronische katarrhalische Bronchitis" (simple chronic bronchitis) ist, dieser Definition der Entzündungsform entsprechend, durch eine Hyperkrinie (vermehrte Schleimproduktion) und eine Dyskrinie (Änderung der Schleimzusammensetzung) gekennzeichnet. Dies dokumentiert sich am Oberflächenepithel und an den peribronchialen Drüsen. Zelluläre entzündliche Infiltrate können weitgehend fehlen.

4.1. Zur Morphologie der Sekretion

Die für die Synthese der Sekretproduktion im Bronchialepithel notwendigen Substanzen werden über das Gefäßsystem herangeführt. Die Substanzen passieren durch Mikropinozytose die Gefäßwand und werden durch gleichartige pinozytotische Bläschen in das Zytoplasma der Epithelzellen aufgenommen. Für den Ablauf der Diffusionsvorgänge ist wahrscheinlich die topographische Beziehung der Kapillaren zum Epithel und die Beschaffenheit der zwischen Kapillare und Epithel angeordneten Gewebsstruktur (Transitstrecke) von besonderer Bedeutung. Die Mikropinozytosebläschen in den Epithelzellen entladen die aufgenommenen Substanzen in das Zytoplasma, wo die Proteinsynthese stattfindet (Krstić 1978). Die synthetisierten Proteine werden dem endoplasmatischen Retikulum zugeführt. Aus dem endoplasmatischen Retikulum lösen sich Transportvesikel, die den Golgiapparat erreichen, in dem die endgültige Synthese des Sekretes stattfindet. Die Bläschen mit dem synthetisierten Sekret lösen sich aus dem Golgiapparat und wandern in die apikalen Zytoplasmaanteile. Sie machen dabei einen Kondensations- und Reifungsprozeß durch. Die ausgereiften Sekretprodukte konfluieren in den Becherzellen intrazytoplasmatisch zu Sekretkomplexen. Diese werden als pfropfartiges Gebilde über die Epitheloberfläche vorgestülpt (Morgenroth 1986). Durch eine vorübergehende Öffnung der Zellmembran wird das im Zytoplasma angesammelte ausgereifte Sekret in die Lichtung freigesetzt. Dabei verliert die Zelle einen geringen Zytoplasmaanteil, bleibt jedoch als funktionelle Einheit erhalten. Diese Form der Sekretion wird als merokriner oder ekkriner Sekretionstyp bezeichnet. Nach Ausscheidung des Sekretes fällt die Zelle zusammen, und die Sekretproduktion beginnt aufs neue.

Unter normalen Bedingungen ist am Bronchialepithel eine synchron ablaufende, in benachbarten Zellen zeitlich gestaffelte Sekretproduktion zu beobachten. Die Regulation der Sekretion erfolgt dabei wahrscheinlich nerval über intraepitheliale Nervenendigungen. Klinische und experimentelle Befunde sprechen dafür, daß eine Anpassung der Sekretbildung, vor

Abb. 9
Hyperkrinie am Oberflächenepithel bei katarrhalischer Bronchitis. Erweiterter Kelch einer Becherzelle mit breitem Sekretpfropf.
Transmissionselektronenmikroskopische Aufnahme
Vergrößerung: 7600 ×

allem an die ständig sich wechselnden Umweltbedingungen, z. B. bei Erhöhung des Anteils toxischer Gase oder Erhöhung des Staubanteils in der Atemluft, durch direkte Informationsvermittlung an der Zellmembran möglich ist.

Auf der Oberfläche des Bronchialepithels sind Mikrovilli ausgebildet, die in unregelmäßiger Verteilung in den apikalen Anteilen der Zellmembran makromolekulare Oberflächenstrukturen (Antennulae mikovillares) aufweisen. Es wird vermutet, daß über diese Strukturen Informationen aufgenommen und über eine feinfilamentäre intrazytoplasmatische Struktur weitertransportiert werden können. Die feinfilamentäre zytoplasmatische Grundstruktur der Mikrovilli mündet in ein im apikalen Zellanteil ausgebildetes gitterförmiges Filamentsystem, das regelmäßig mit den Zonulae adhaerentes der Zellmembran an den Zellkontakten in Verbindung steht. Außerdem können die Entzündungsmediatoren eine bis ins Exzessive gesteigerte Sekretproduktion anregen.

Am Oberflächenepithel ist bei der chronisch katarrhalischen Bronchitis eine Zunahme der Zahl an Becherzellen zu beobachten. Das unter normalen Bedingungen ausgewogene Verhältnis zwischen Becher- und Zilienzellen von 1:4 verschiebt sich zugunsten der Becherzellen, die sich überwiegend in einem hochaktiven Stadium der Sekretproduktion befinden. Es bilden sich intrazellulär breite Sekretkomplexe und auf der Oberfläche plumpe Sekretkuppen, die das Niveau des Epithels überragen. Die verstärkte Sekretproduktion an den Epithelzellen zeigt sich in einer Erweiterung der Zisternen des endoplasmatischen Retikulums und einer Zunahme des vesikulären Anteils des Golgikomplexes. Der Inhalt der Prosekrettropfen weist eine geringere Kondensation als in weniger aktiven Zellen auf. Dadurch ist zu erklären, daß die Anfärbbarkeit der Granula in den Zellen mit gesteigerter sekretorischer Aktivität geringer ist als in Zellen mit schwacher Sekretionsleistung. Wahrscheinlich beruhen diese Unterschiede auf einem ungleich höheren Umsatz des Zellproduktes, verbunden mit einem rascheren oder langsameren Transport in der Zelle. In den Zellen mit erhöhter Schleimproduktion treten dann besonders große Schleimkomplexe auf, wenn ein besonders zähes Sekret gebildet wird, weil durch die erhöhte Viskosität der Mukoide der intrazelluläre Transport und die Ausscheidungsmechanismen aus der Zelle und der Transport in das Lumen besonders stark eingeschränkt werden.

Die peribronchialen Drüsen sind bei der katarrhalischen Bronchitis hypertrophisch (positiver Reidscher Index) und zeigen durch Zunahme und Aktivierung der mukösen Drüsenanteile eine sog. muköse Transformation (Reid 1960). Histochemisch sind in den Drüsen verschiedene Zelltypen zu differenzieren, wobei Sulfat produzierende Zellen vermehrt auftreten (De Haller und Reid 1965). Die erhöhte Viskosität des Sputums beruht auf dicht verwobenen Fasersystemen, unter denen im mukösen Sputum saure Glykoproteinfasern überwiegen.

In den Drüsenazini ist die Zahl der serösen Epithelzellen stark reduziert, oder sie fehlen vollständig. In den mukösen Epithelzellen besteht eine exzessive Aktivierung des endoplasmatischen Retikulums. In den zentralen Anteilen des Zytoplasmas sammelt sich Sekret an, das nicht ordnungsgemäß in die Azinuslichtung und in das Gangsystem der Drüsen abgeführt werden kann. Die restlichen Zytoplasmaanteile der Epithelzellen sind an den Zellrand verdrängt. Der basal liegende Zellkern wird abgeplattet und ist häufig durch die retinierten Sekretkomplexe eingebuchtet. Bei dem überstürzt ablaufenden Sekretionsvorgang können Nekrosen des Drüsenepithels entstehen. Zytoplasmafragmente werden dann in die sich im Azinuslumen oder in den Ausführungsgängen angesammelten Sekretkomplexe abgestoßen. Die Änderung der Viskosität des in erhöhter Menge gebildeten Bronchialsekretes führt zu einer Einschränkung der Sekrettransportmechanismen. Die Viskosität des Schleimes wird unter normalen Bedingungen durch ein abgestimmtes Verhältnis von seröser und muköser Sekretion in den peribronchialen Drüsen bestimmt. Diese viskoelastischen Eigenschaften sind für die Transportfähigkeit des Schleimes durch den Zi-

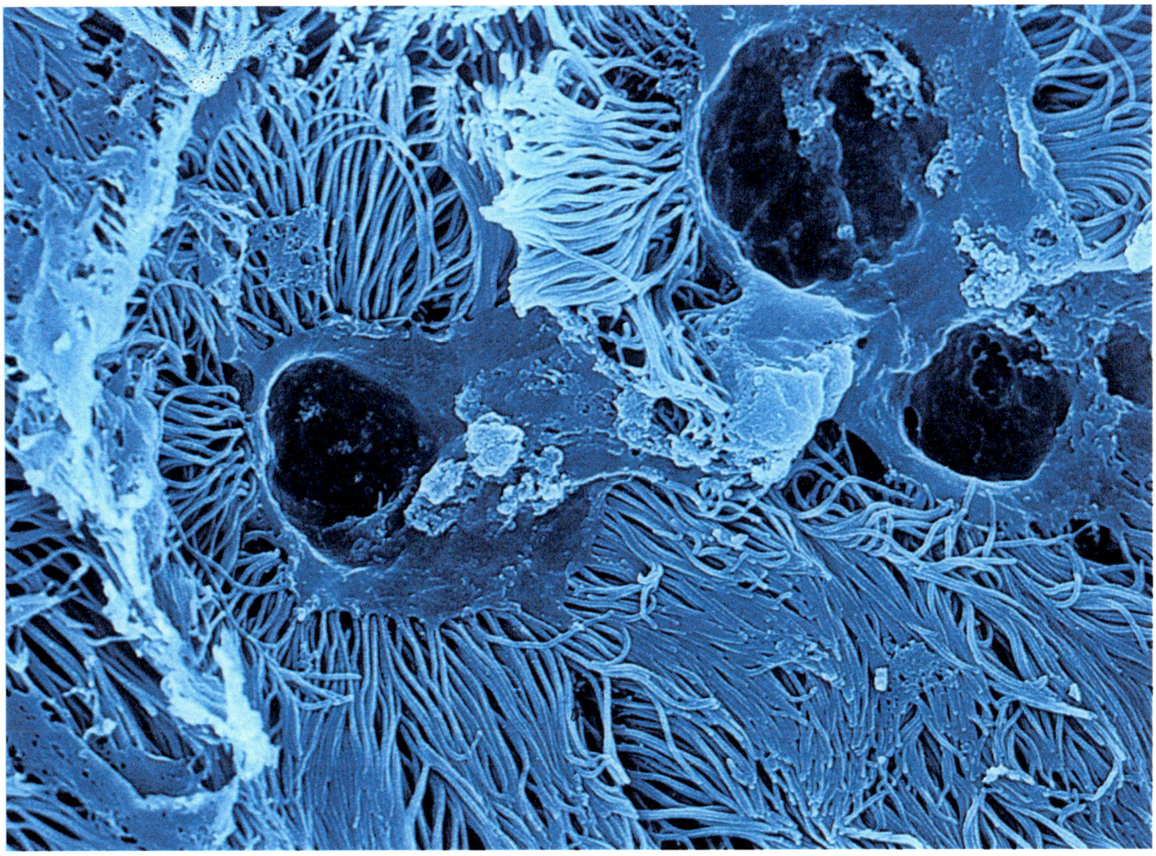

Abb. 10
Oberflächenstruktur der Bronchialschleimhaut bei katarrhalischer Bronchitis. Ausschleusung der Sekretanteile aus der kelchartigen Zytoplasmaöffnung der Becherzellen. Das Sekret wird in Plaques von den Zilien der benachbarten Zellen erfaßt und weitertransportiert.
Rasterelektronenmikroskopische Aufnahme
Vergrößerung: 3500 ×

lienschlag auf der Schleimhautoberfläche verantwortlich. Sie gewährleisten aber auch auf der Oberfläche des in unterschiedlich großen Plaques auf der Schleimhaut angeordneten Sekretes eine bestimmte Klebrigkeit. Sie ermöglichen, daß an die Bronchialwand aus der Atemluft sedimentierte partikuläre Bestandteile haftenbleiben und mit dem Sekretstrom abtransportiert werden können.

Nicht nur die Viskosität des Sekretes, sondern auch eine bestimmte strenge Schichtung der Sekretanteile über dem Bronchialepithel ist für die Aufrechterhaltung des Sekrettransportes von entscheidender Bedeutung (Iravani 1978). Unmittelbar über dem Bronchialepithel ist eine dünnflüssige Solphase angeordnet, die die Beweglichkeit der Zilien für den Sekrettransport ermöglicht. Sie gewährleistet, daß die Zilien zum synchronisiert ablaufenden Schlag ausholen und von unten in die darüber angeordnete gelartige Sekretphase eintauchen können. Systematische Untersuchungen an Biopsiematerial haben gezeigt, daß für die Aufrechterhaltung der für den Zilienschlag notwendigen

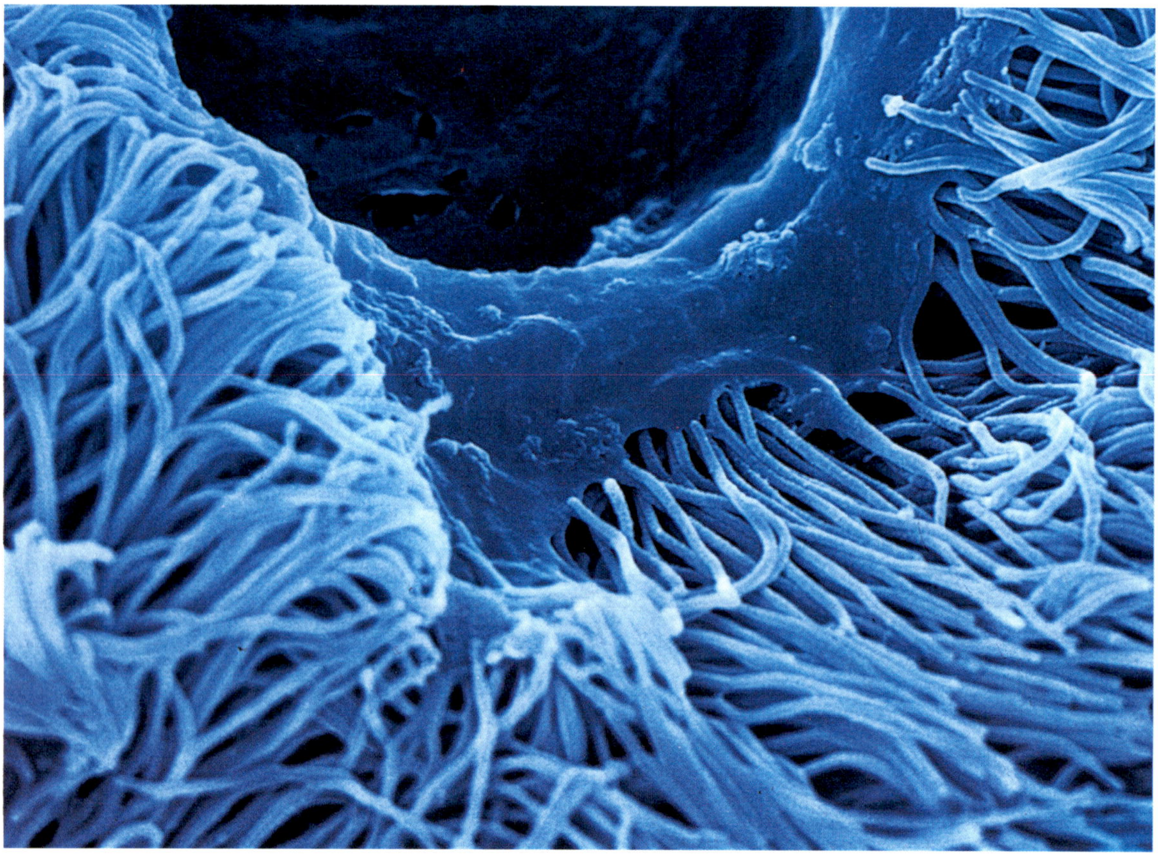

Abb. 11
Rand der kelchförmigen Öffnung einer Becherzelle mit Freisetzung des Sekretes. Das Sekret ergießt sich über die Zilien der benachbarten Zellen. Die Zilienspitzen erfassen die Sekretphase zum Weitertransport.
Rasterelektronenmikroskopische Aufnahme
Vergrößerung: 6800 ×

Solphase sowie die Bestimmung der Höhe dieser Phase und die Herabsetzung der Klebrigkeit des viskösen Gels an der Grenze zu den Zilienkuppen aus dem Alveolarbereich stammendes Surfactantmaterial notwendig ist. Die visköse Gelphase des Sekretes gleitet auf einer schaumartig angeordneten Schicht. Nur auf diese Weise kann eine Anhaftung des Mukus auf der durch die hochausdifferenzierte Zilienstruktur rauhen Schleimhautoberfläche verhindert werden (Morgenroth und Bolz 1985, Morgenroth 1986).

Bei der katarrhalischen Bronchitis wird der Sekrettransport nicht nur durch die Viskositätsänderung des Sekretes, sondern auch durch die Aufhebung dieser strengen Sekretschichtung behindert. Durch eine eingeschränkte Ausschleusung von Surfactant aus dem Alveolarsystem und z. T. auch durch eine eingeschränkte Diffusion von Serumbestandteilen aus der subepithelialen Bindegewebszone auf die Epitheloberfläche, durch die die dünnflüssige Solphase aufgebaut wird, wird der Sekrettransport blokkiert. Das nicht ordnungsgemäß abtranspor-

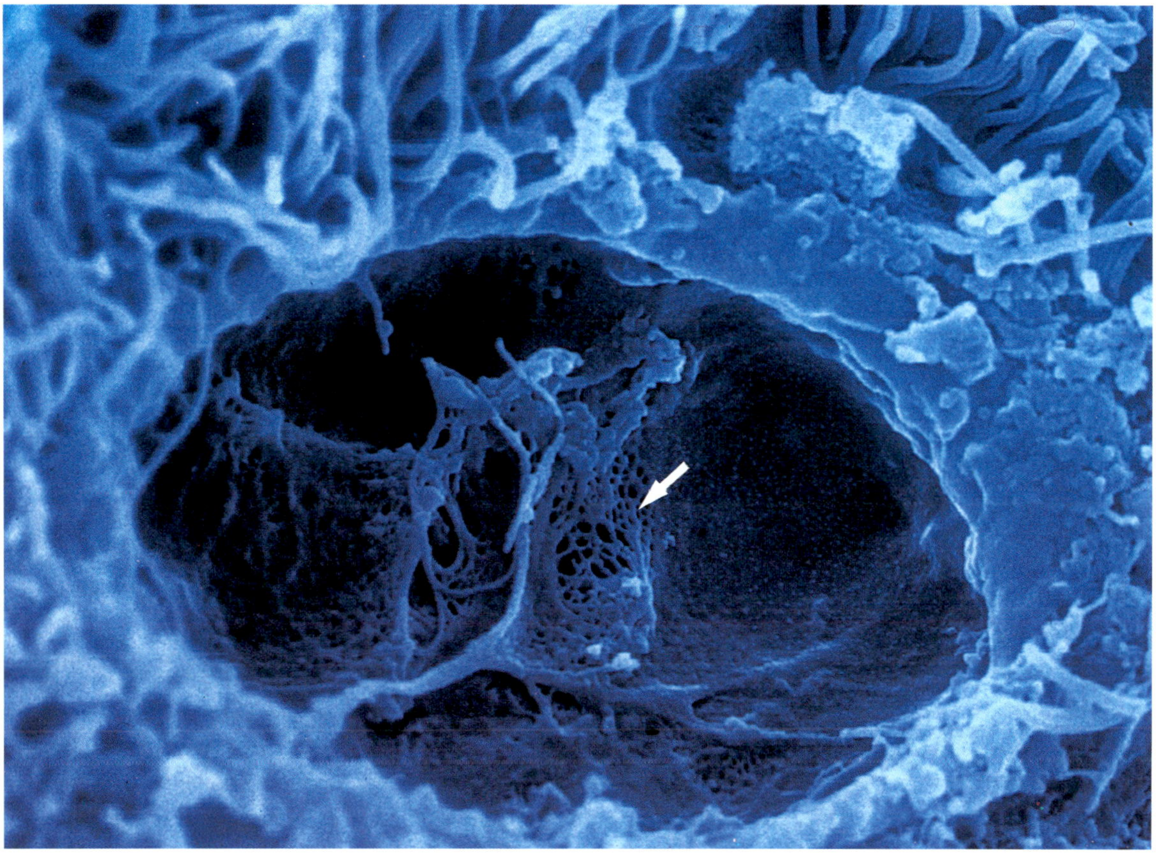

Abb. 12
Blick in den entleerten Kelch einer Becherzelle. Am Boden des Bechers sind die Zisternen des endoplasmatischen Retikulums sichtbar (Pfeil).
Rasterelektronenmikroskopische Aufnahme
Vergrößerung: 6800 ×

tierte visköse Sekret kann auf die Oberfläche des Epithels absinken und dabei die Zilien einschließen und fesseln. Der nicht transportierte Sekretanteil ballt sich zusammen, bleibt auf der Schleimhautoberfläche haften und kann dann nur über den Hustenstoß weitertransportiert werden.

Durch Aktivierung der serösen Sekretproduktion in den peribronchialen Drüsen (Morgenroth und Schlake 1975) und durch die Beeinflussung der Sekrettransportmechanismen mit Aktivierung der Surfactantproduktion und -ausscheidung kann eine Abschwemmung der gestauten Sekretmassen und eine Normalisierung in einem abgestimmten Gleichgewicht zusammenwirkenden Reinigungsmechanismen erreicht werden. Die Erhaltung, bzw. Regeneration des Surfactantanteiles im Bronchialsystem ist deshalb ein wesentlicher Ansatz für eine effektive Therapie geworden.

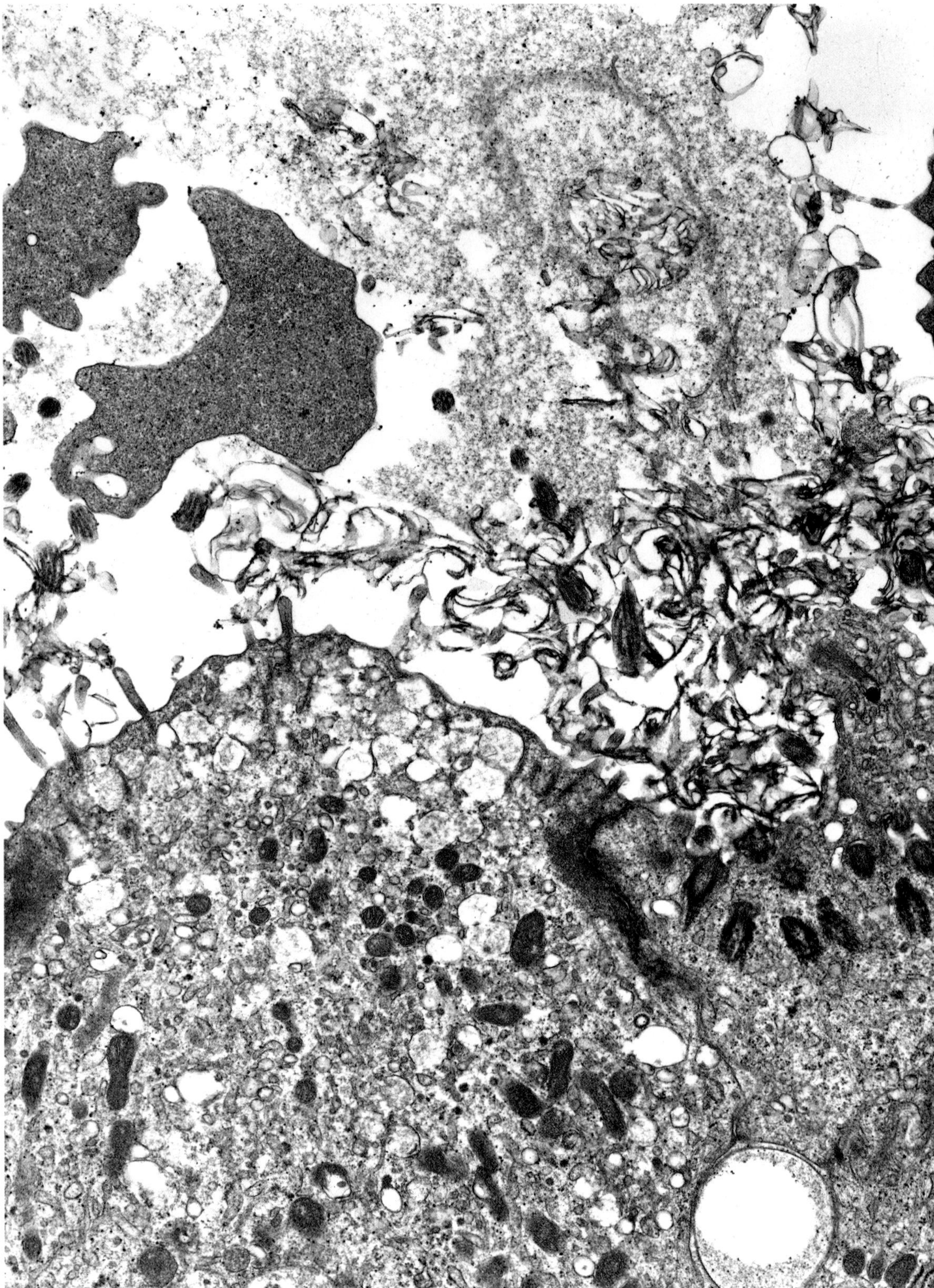

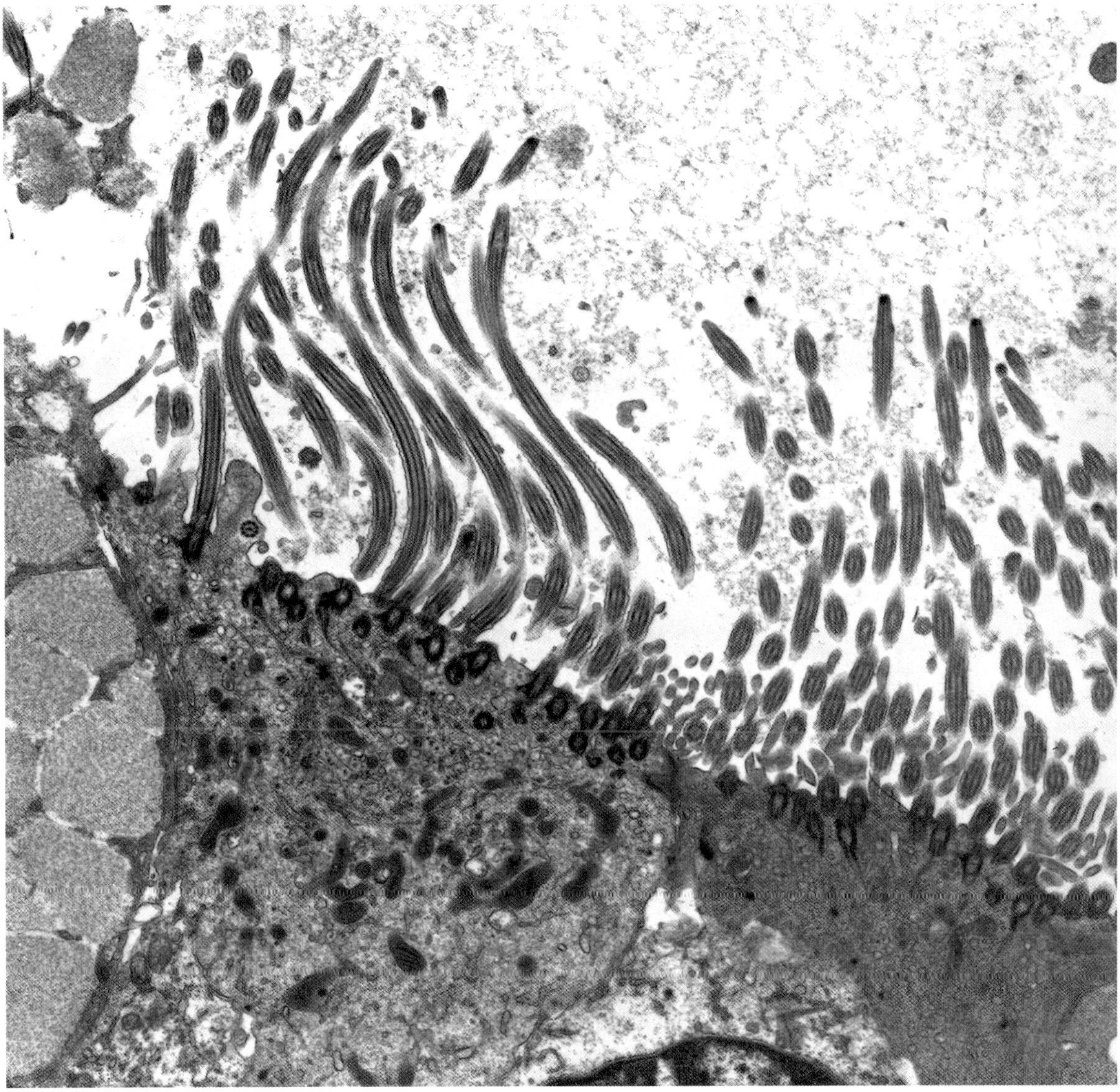

Abb. 13
Aufhebung der geordneten Sekretschichtung über dem Bronchialepithel bei Dyskrinie und Hyperkrinie bei chronisch-katarrhalischer Bronchitis. Vermischung der flockigen Gelphase des Sekretes mit Anteilen des Surfactantmaterials aus der Solphase.
Transmissionselektronenmikroskopische Aufnahme
Vergrößerung: 19000 ×

Abb. 14
Absinken der viskösen Gelphase des Sekretes auf die Epitheloberfläche. Aufhebung der Sekretschichtung. Verlust der Solphase. Fehlen des Surfactantanteils in der Sekretphase. Die Zilien sind in Sekretgel eingeschlossen und gefesselt.
Transmissionselektronenmikroskopische Aufnahme
Vergrößerung: 18000 ×

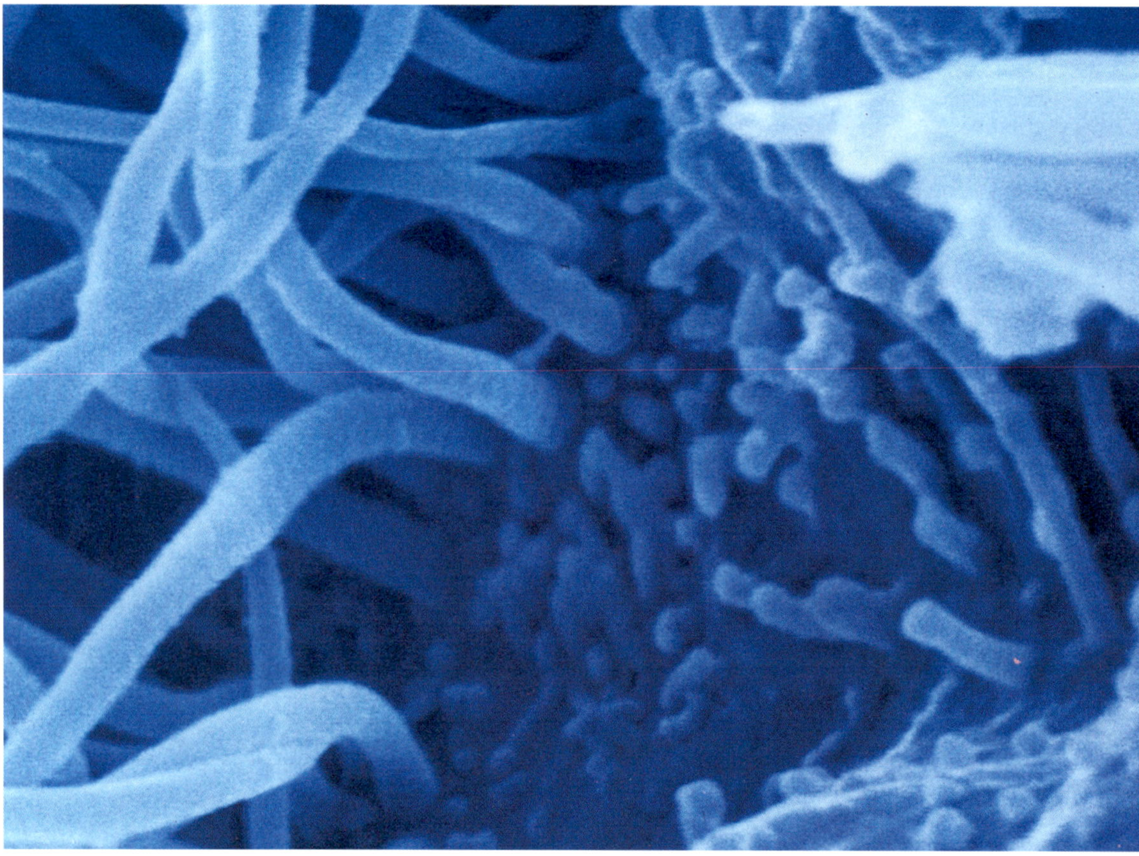

Abb. 15
Anordnung der Mikrovilli auf der Epitheloberfläche. Unterschiedlich hohe, gleichmäßig breite, z. T. aufgezweigte Zytoplasmaausläufer zwischen den Zilien.
Rasterelekronenmikroskopische Aufnahme
Vergrößerung: 21000 ×

Abb. 16
Apikale filamentäre Zytoplasmastruktur (Pfeile), die an der Zonula adhaerens der Zellkontakte einmündet und Verbindungen zur Innenstruktur der Mikrovilli aufweist. Schlanke, z. T. aufgezweigte Mikrovilli auf der Epitheloberfläche.
Einsatz: Auf der Zellmembran der Mikrovilli feinfilamentäre Strukturen (Antennulae mikrovillares).
Transmissionselektronenmikroskopische Aufnahme
Vergrößerung: 75000 × ; Einsatz: 140000 ×

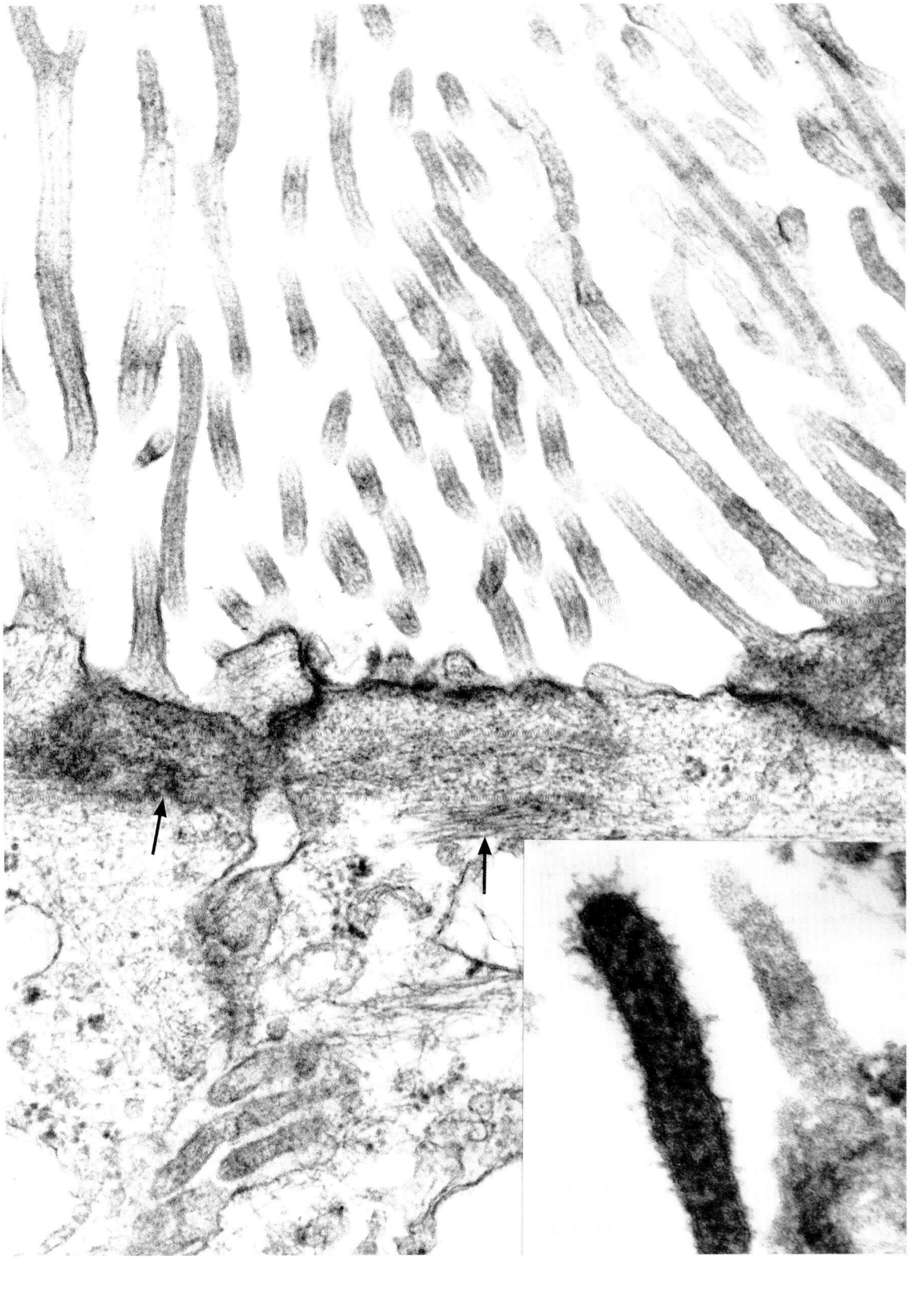

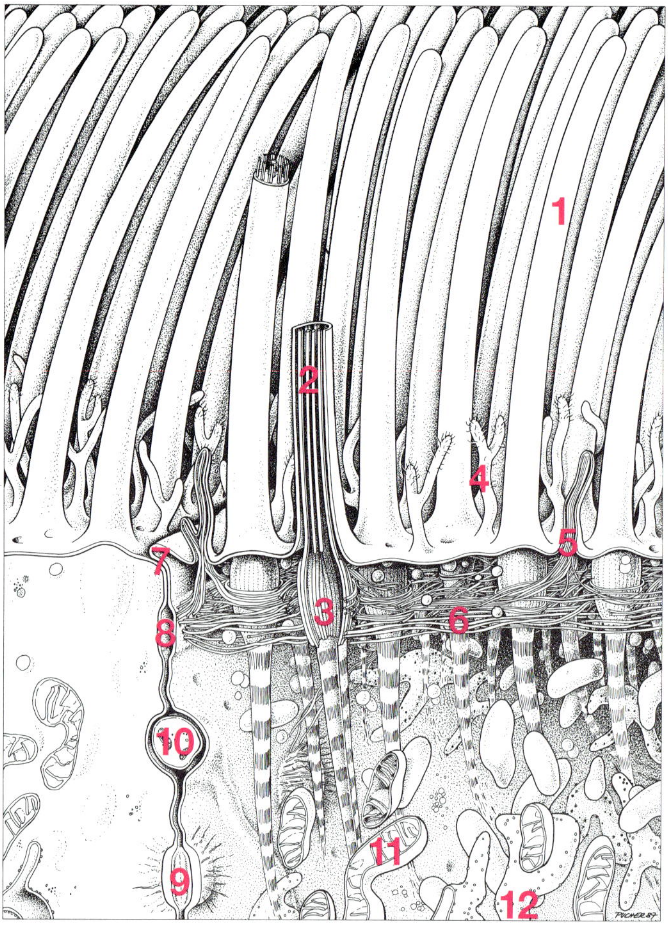

Abb. 17
Dreidimensionale Reproduktion der Oberflächenstruktur des Bronchialepithels. Die zwischen den Zilien angeordneten Mikrovilli weisen z. T. feinfilamentäre Membranstrukturen auf. Zwischen der Innenstruktur der Mikrovilli und der Zellmembran im Bereich der Zonulae adhaerentes bestehen filamentäre Zytoplasmastrukturen. Zwischen den Zellmembranen der apikalen Zellabschnitte eine Nervenendigung.

1 = Zilien des Oberflächenepithels
2 = Tangentialer Zilienanschnitt mit tubulärer Innenstruktur
3 = Basalkörper der Zilien
4 = Mikrovilli
5 = Angeschnittener Mikrovillus mit filamentärer Innenstruktur
6 = Filamentäre zytoplasmatische Struktur mit Verbindung zwischen Mikrovilli und der Zellmembran der Zonula adhaerens
7 = Zonula occludens
8 = Zonula adhaerens
9 = Desmosom
10 = Nervenendigung im Interzellularspalt
11 = Mitochondrienansammlung zwischen den Basalkörpern der Mikrovilli
12 = Endoplasmatisches Retikulum

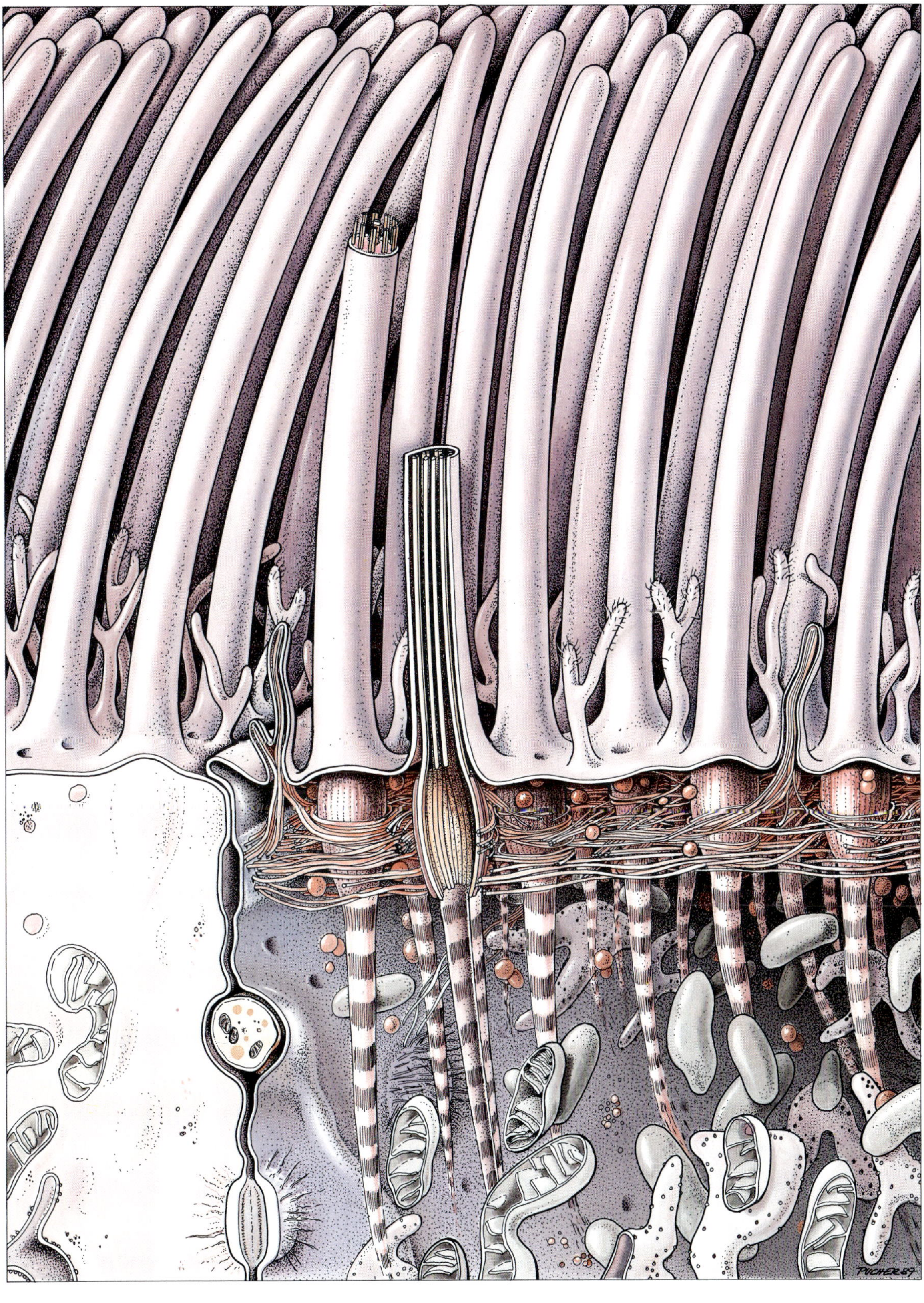

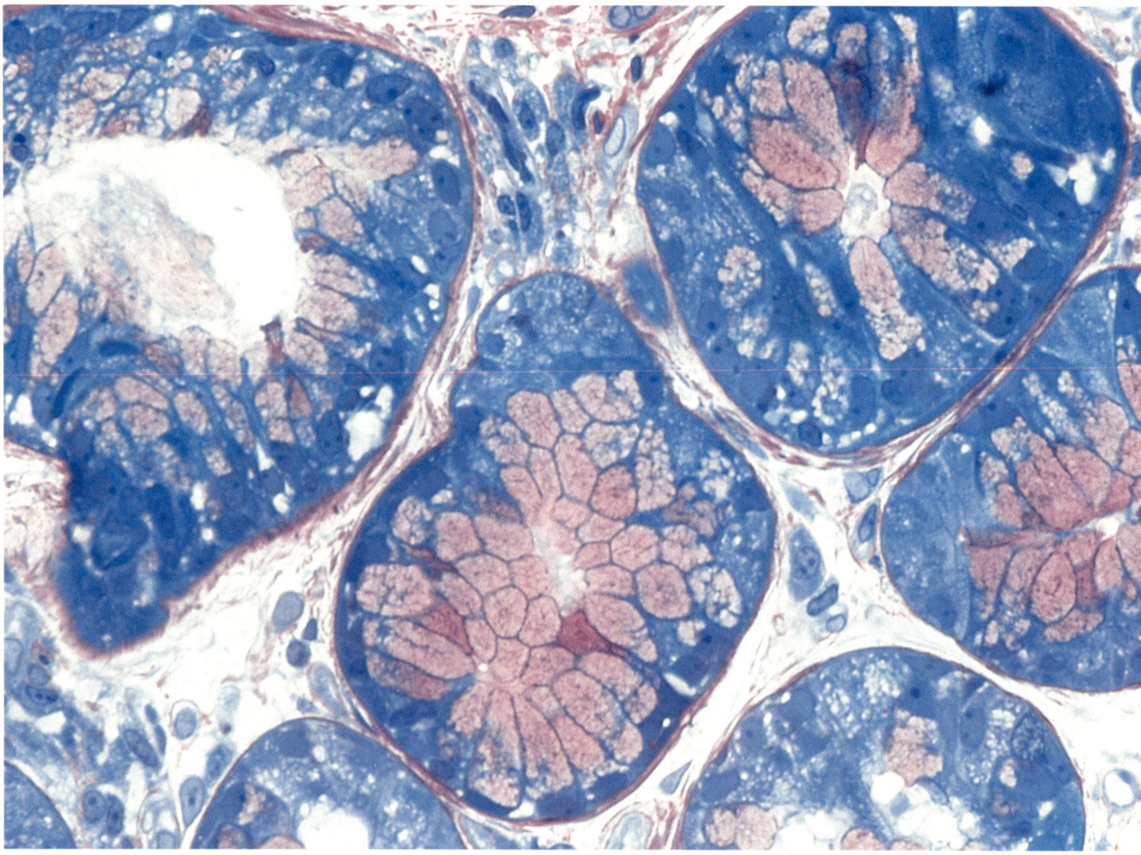

Abb. 18
Dyskrinie und Hyperkrinie in den peribronchialen Drüsen bei chronischer katarrhalischer Bronchitis. Ausgeprägte Aktivierung der mukösen Drüsenanteile in den Azinie und Verdrängung der serösen Epithelzellen. In den mukösen Epithelzellen breite Komplexe aus Prosekrettropfen. Geringe periglanduläre Infiltrate aus Lymphozyten und Plasmazellen.
Lichtmikroskopische Aufnahme: Semidünnschnitt
Färbung: Basisches Fuchsin und Methylenblau
Vergrößerung: 920 ×

Abb. 19
Aktivierte muköse Epithelzellen einer peribronchialen Drüse bei katarrhalischer Bronchitis. Im Zytoplasma der Epithelzellen dicht gelagerte Prosekrettropfen mit feinfilamentärer Grundstruktur. Verdrängung der Zellkerne an die Zellbasis. Einbuchtung der Zellkerne durch die Sekrettropfen.
Transmissionselektronenmikroskopische Aufnahme
Vergrößerung: 9000 ×

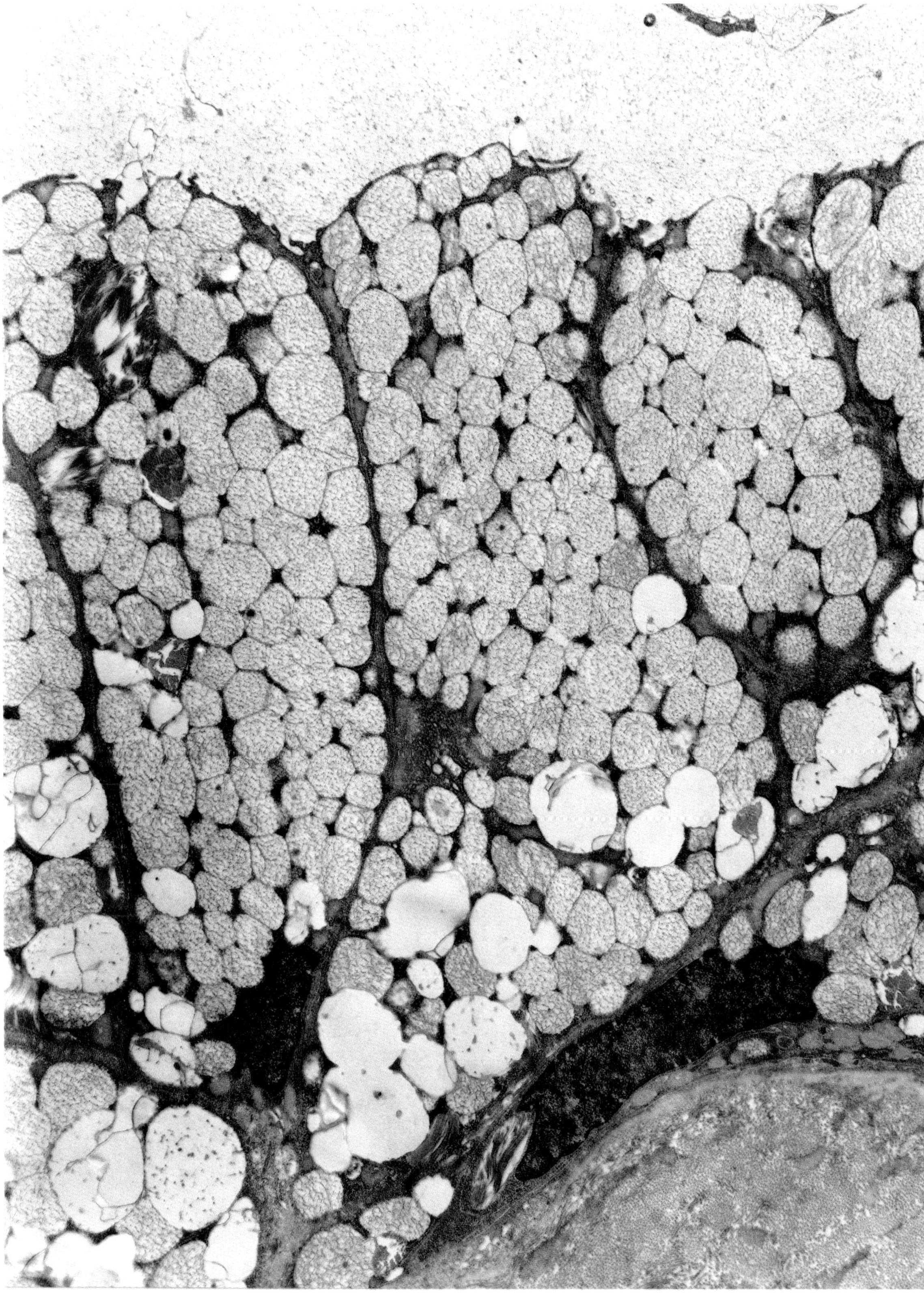

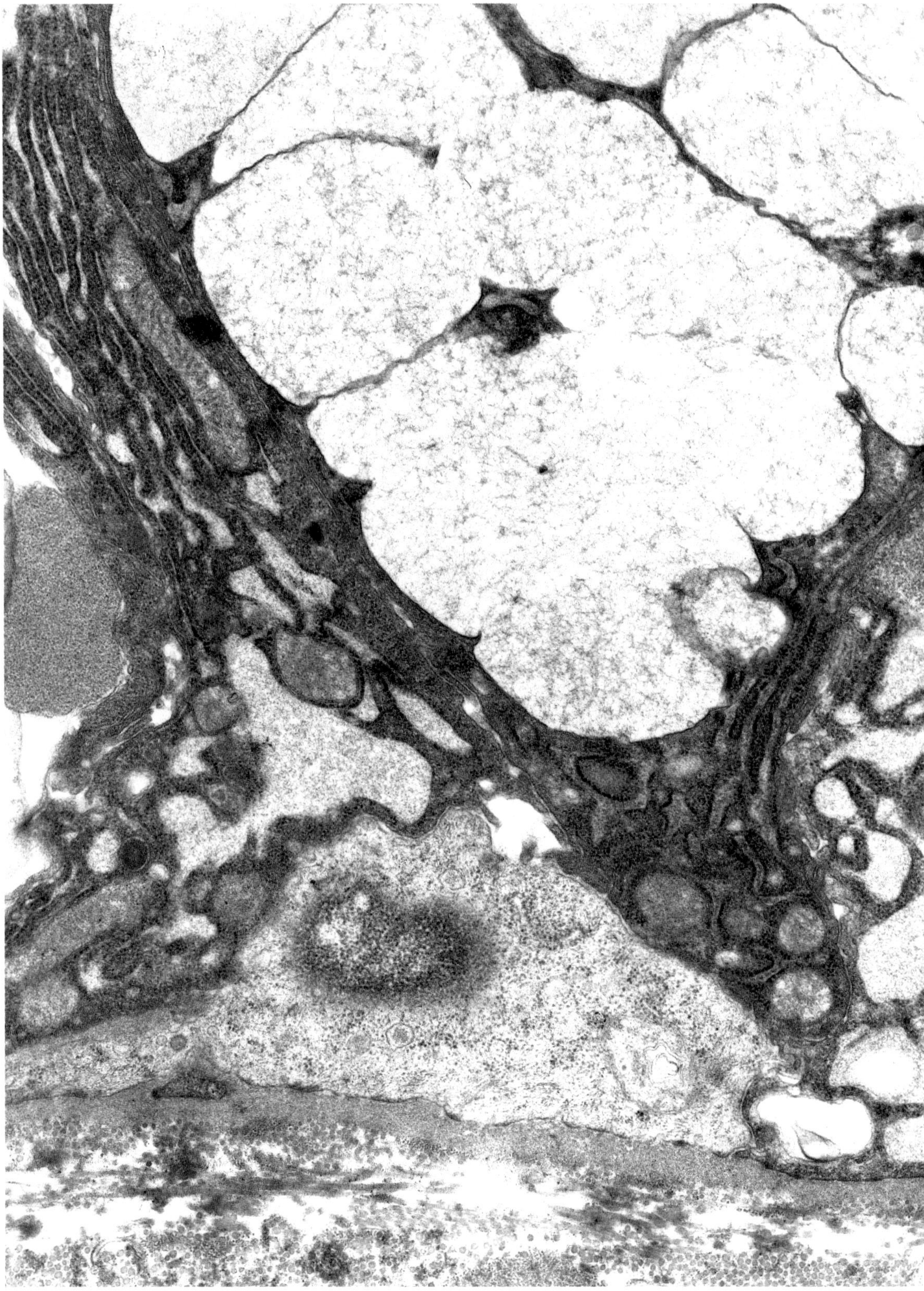

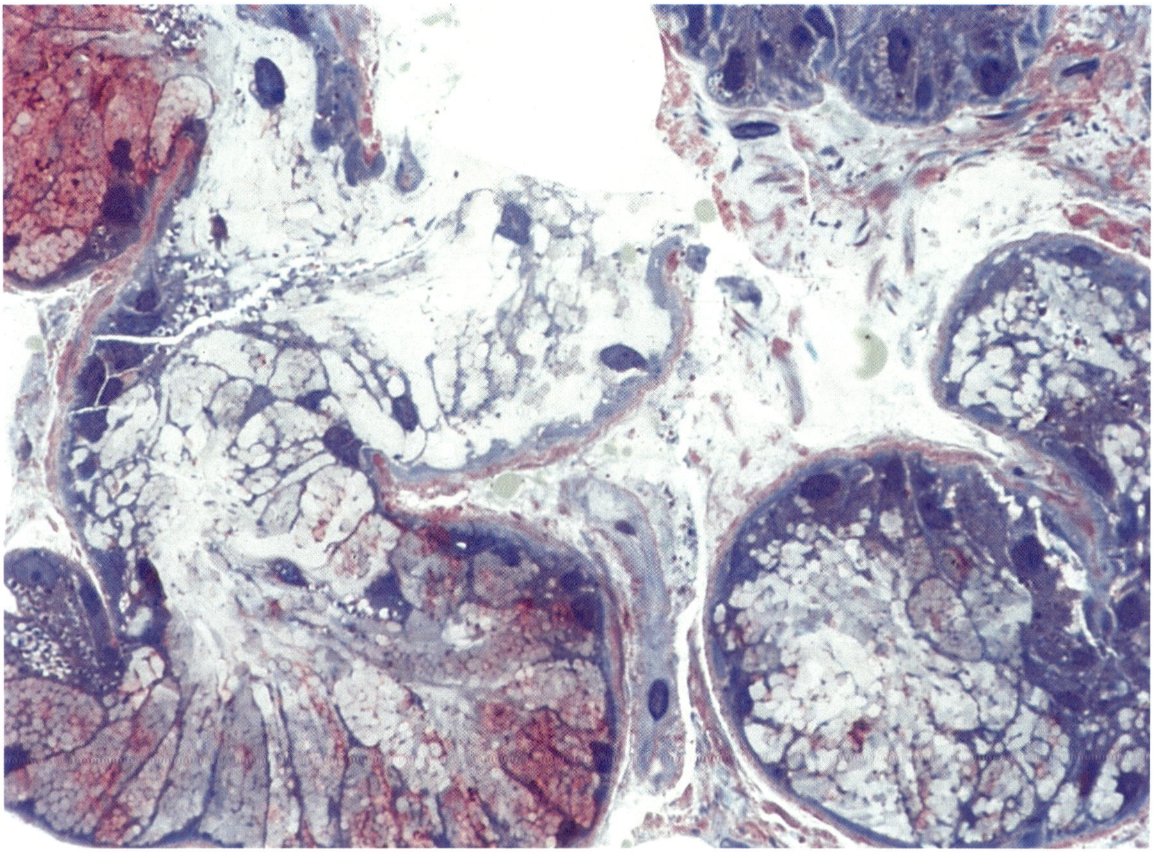

Abb. 20
Basaler Anteil einer mukösen Epithelzelle einer peribronchialen Drüse. Aktiviertes endoplasmatisches Retikulum mit bereits in den basalen Zytoplasmaabschnitten ausgereiften Sekretgranula. Flockige feinfilamentäre Grundstruktur der intrazytoplasmatischen Mukusanteile.
Über der Basallamelle Anschnitt einer Myoepithelzelle
Transmissionselektronenmikroskopische Aufnahme
Vergrößerung: 36 000 ×

Abb. 21
Partielle Epithelnekrose in einer peribronchialen Drüse bei chronischer katarrhalischer Bronchitis. Hochgradige Aktivierung der mukösen Drüsenepithelien. Ablösung nekrotischer Epithelzelle von der Basalmembran. Zytoplasmafragmente in retinierten Schleimkomplexen in einem Azinus.
Lichtmikroskopische Aufnahme; Semidünnschnitt
Färbung: Basisches Fuchsin und Methylenblau
Vergrößerung: 920 ×

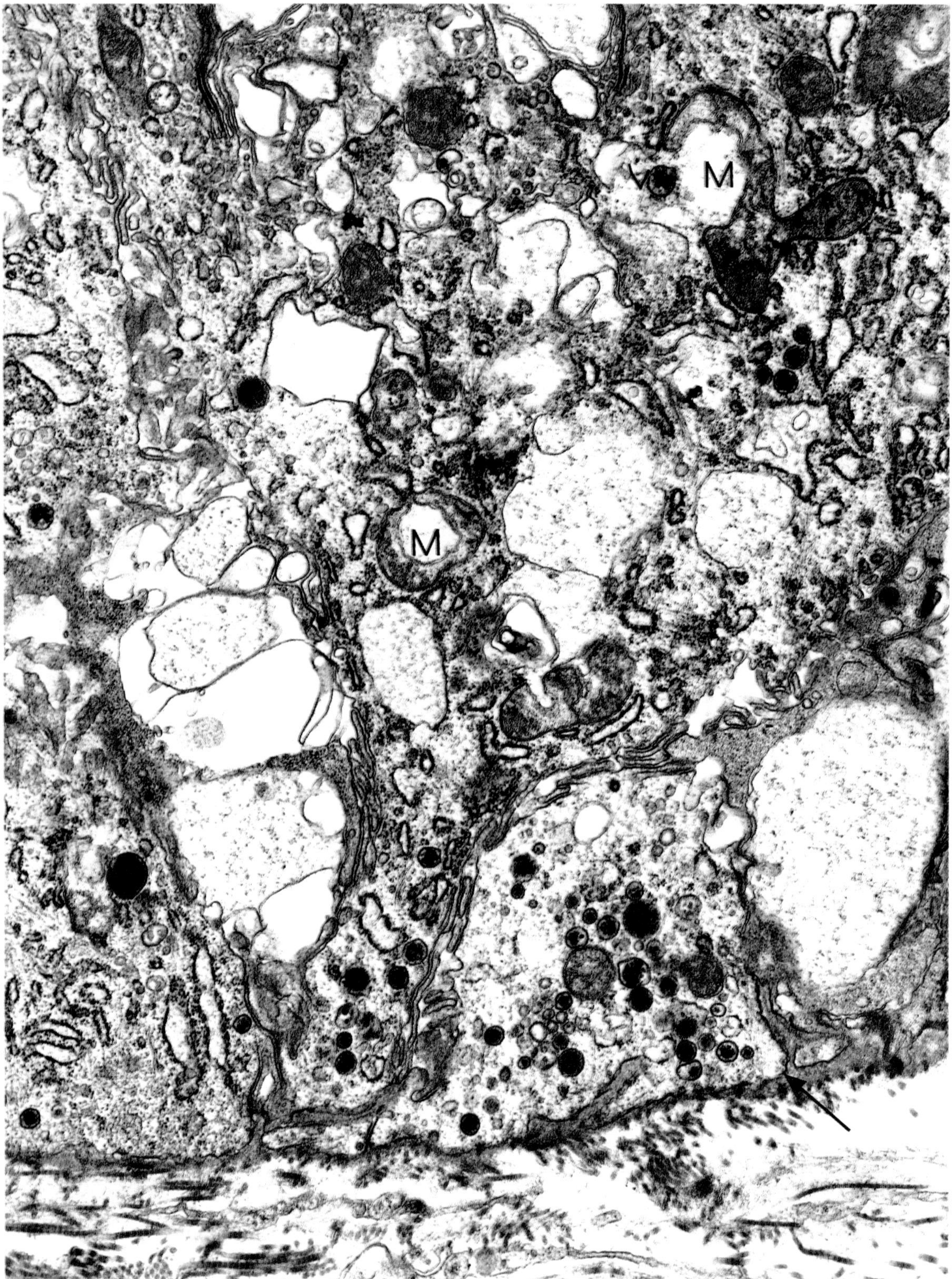
M
M

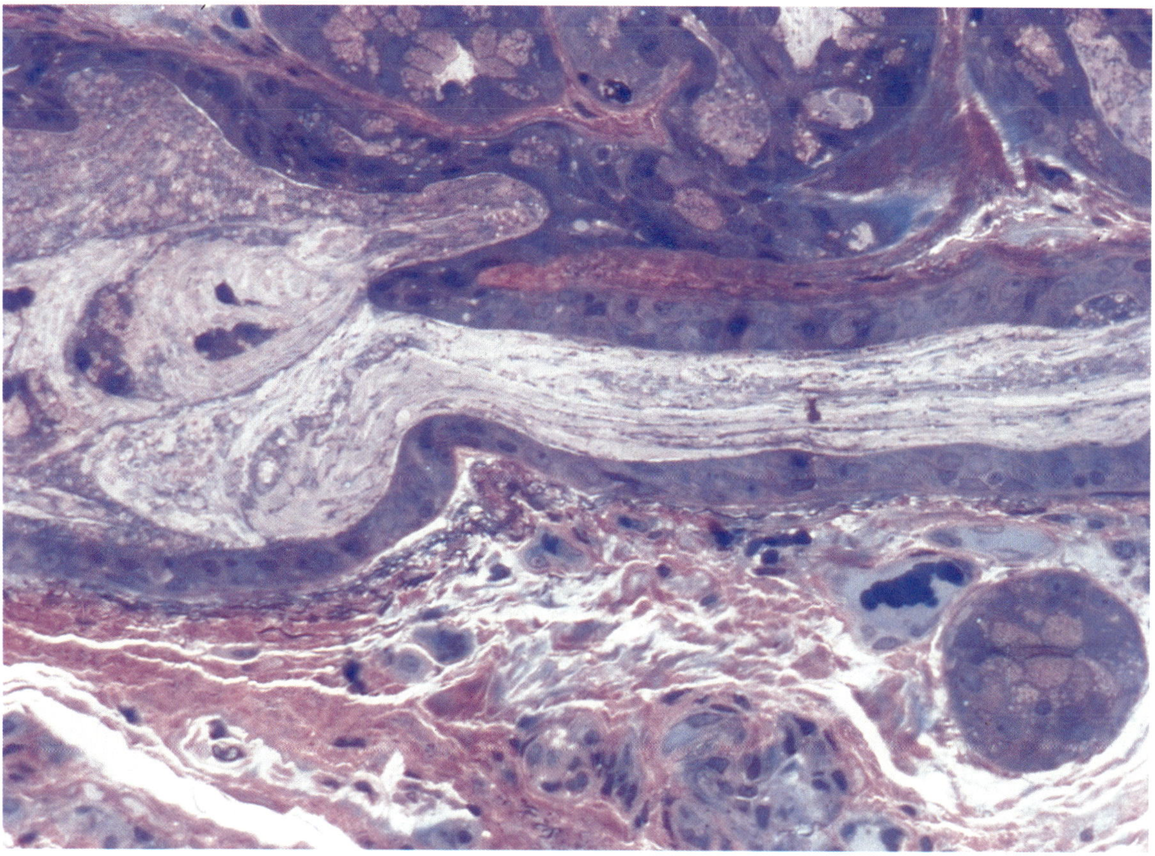

Abb. 22
Degenerative Veränderungen an den Epithelzellen einer peribronchialen Drüse. Vakuolige Degeneration der Mitochondrien (M). Vesikuläre Umwandlung des endoplasmatischen Retikulums. Nur vereinzelte Sekrettropfen unterschiedlicher Größe und Dichte. An der Epithelbasis eine in das Epithel eingetretene Nervenfaser mit typischen Granula mit dichtigem Inhalt (Pfeil).
Transmissionselektronenmikroskopische Aufnahme
Vergrößerung: 17000 ×

Abb. 23
Dyskrinie und Hyperkrinie bei chronischer katarrhalischer Bronchitis. Veränderungen in den peribronchialen Drüsen. Exzessive Aktivierung der mukösen Epithelanteile. Retention des hochviskösen Sekretes in den Azini und den Ausführungsgängen der peribronchialen Drüsen. In den schlierig angeordneten retinierten Schleimmassen Zytoplasmaanteile aus nekrotischen Drüsenepithelzellen.
Lichtmikroskopische Aufnahme; Semidünnschnitt
Färbung: Basisches Fuchsin und Methylenblau
Vergrößerung: 620 ×

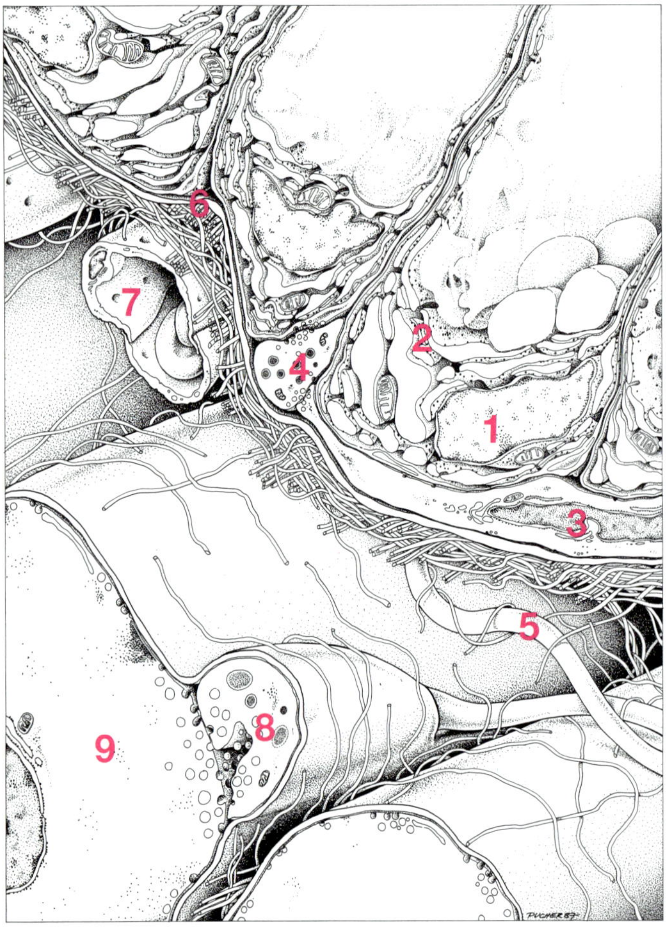

Abb. 24
Nervale Versorgung der peribronchialen Drüsen und der glatten Muskulatur. Dreidimensionale Reproduktion. Nervenendigungen treten durch die Basallamelle in das Drüsenepithel ein. Die Nervenendigungen treten mit den sekretorisch aktiven Zellen und den Myoepithelzellen in Kontakt. An der glatten Muskulatur bestehen sog. Synapsen auf Distanz. Die aus den kolbigen Auftreibungen der Nervenfasern freigesetzten Neurotransmitter können über weite Strecken mit der Zellmembran der Muskelzellen reagieren.

1 = Muköse Epithelzelle
2 = Endoplasmatisches Retikulum der mukösen Drüsenepithelzelle
3 = Myoepithelzelle eines Azinus
4 = Intraepitheliale Nervenfaser
5 = Aufzweigung des Plexus peribronchiale
6 = Basallamelle des Drüsenepithels
7 = Subepitheliale Kapillare
8 = Nervenendigung an einer glatten Muskelzelle
9 = Glatte Muskelzelle

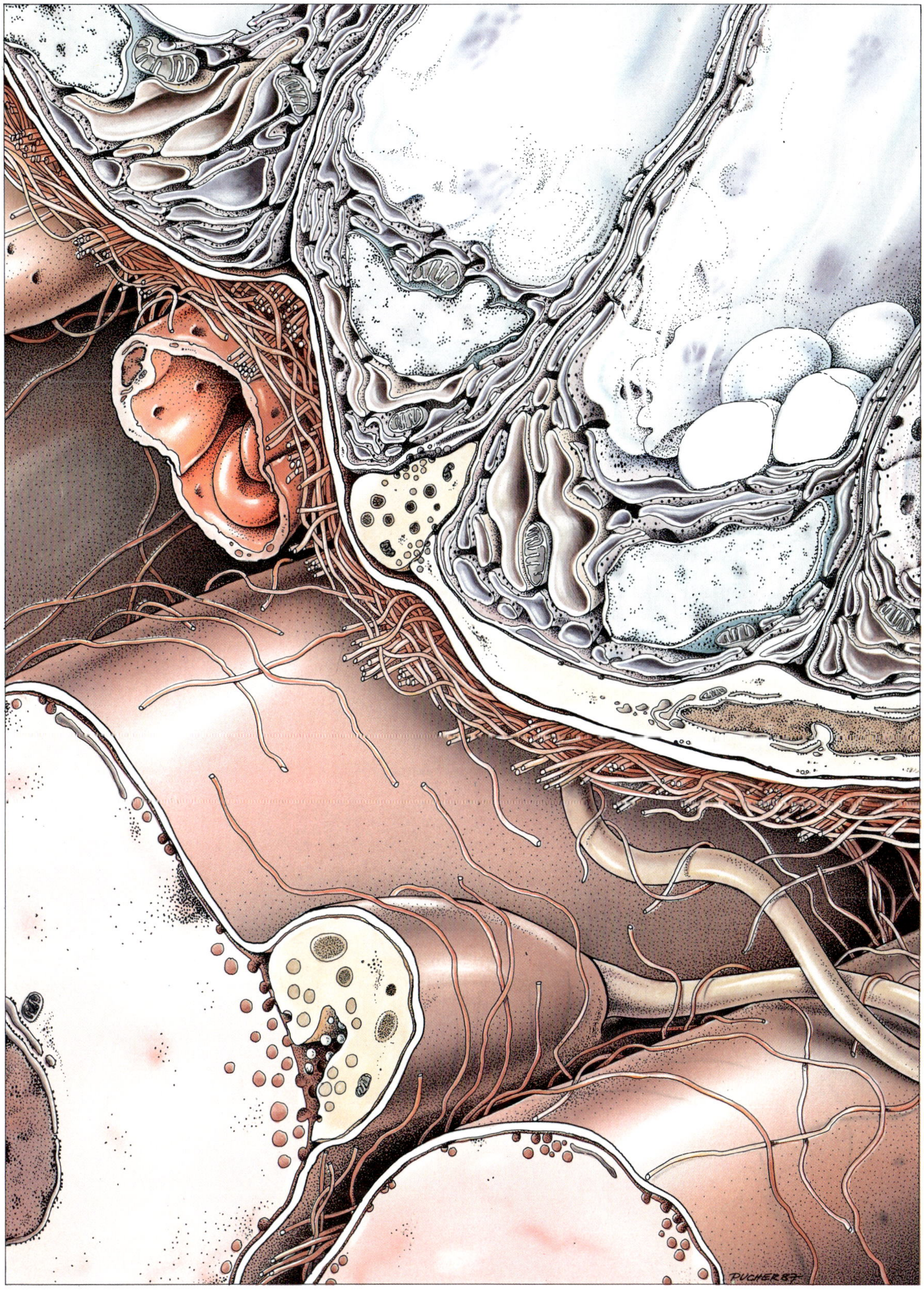
PUCHER 87

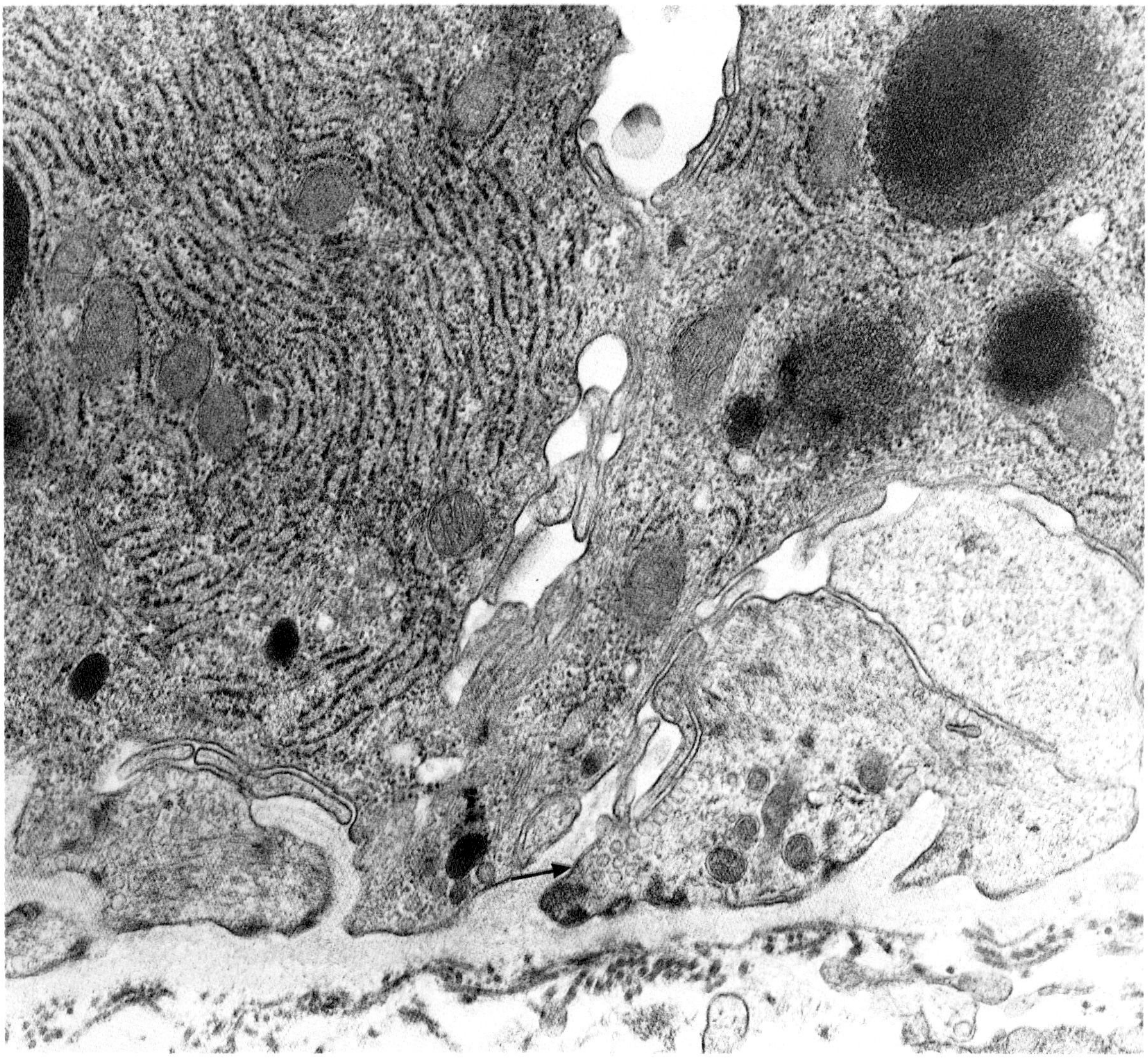

Abb. 25
Intraepitheliale Nervenfaser in einem Azinus einer peribronchialen Drüse (Pfeil). Die Faser liegt in umschriebenen Bereichen der Zellmembran der Epithelzelle unmittelbar an.
Transmissionselektronenmikroskopische Aufnahme
Vergrößerung: 33 500 ×

Abb. 26
Entzündliches Infiltrat bei katarrhalischer Bronchitis. Lockere Ansammlungen aus Lymphozyten, Plasmazellen und einzelnen Makrophagen in der subepithelialen Bindegewebszone. Fibroblast mit neugebildeten Kollagenfasern (Pfeil).
Transmissionselektronenmikroskopische Aufnahme
Vergrößerung: 12 000 ×

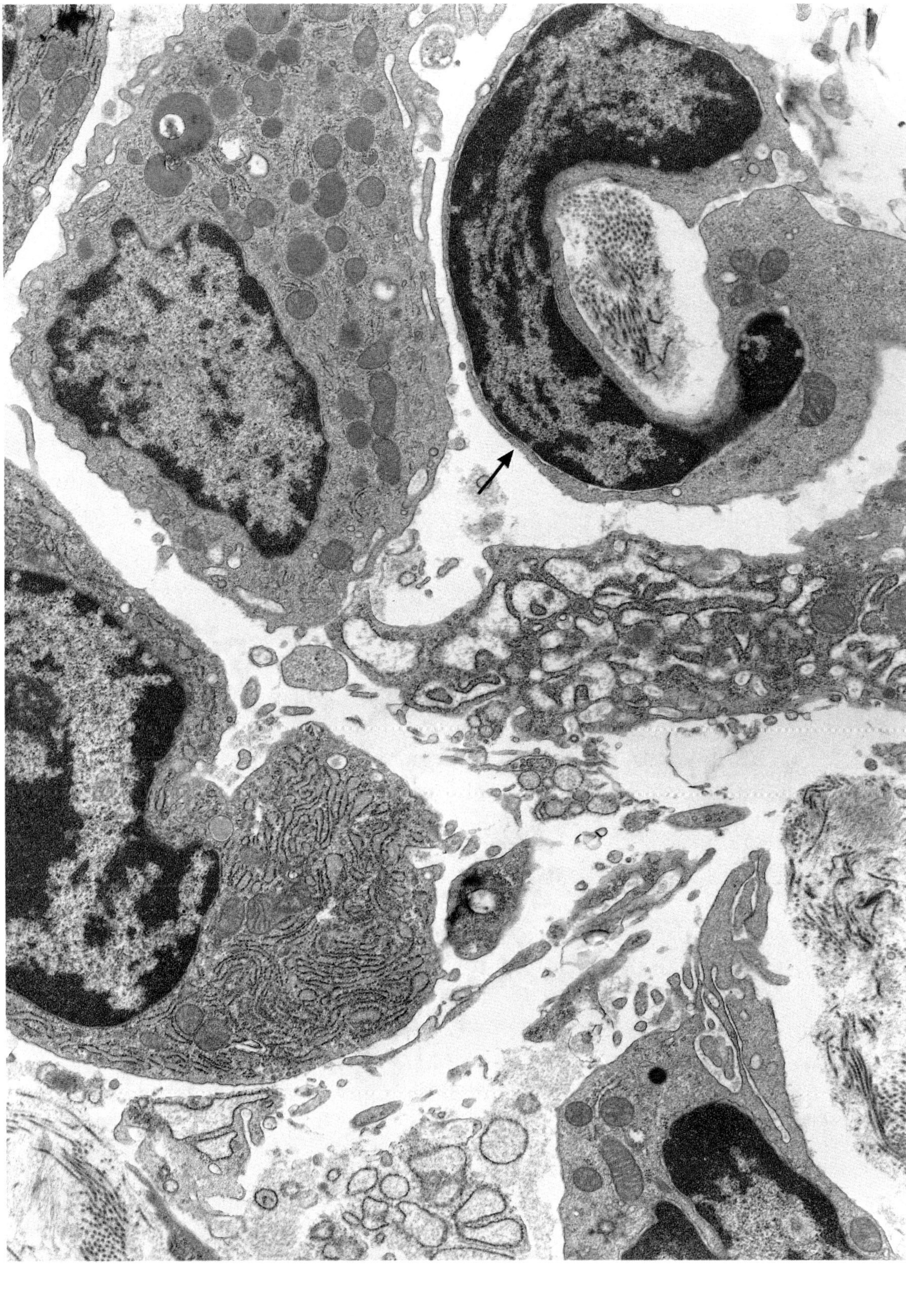

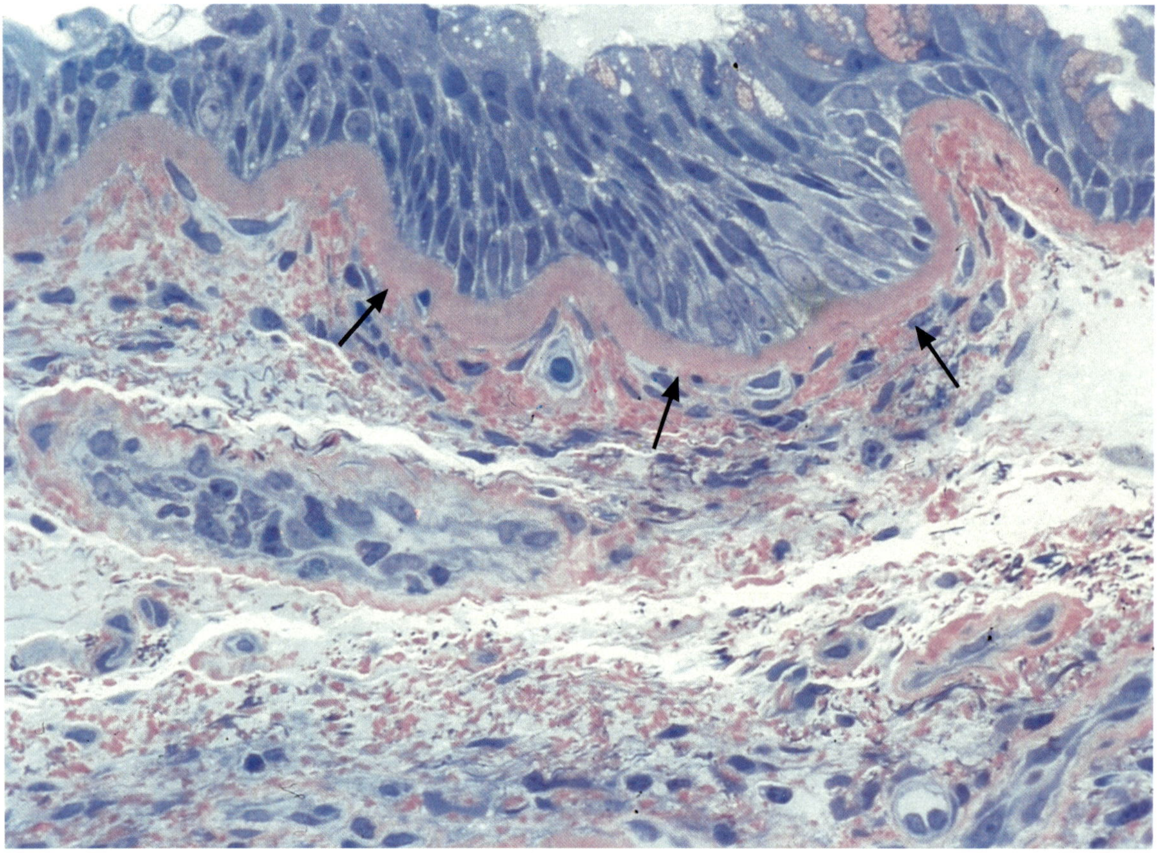

Abb. 27
Subepitheliale Fibrose. Bandartige Verbreitung der Basalmembran. Geringe Basalzellhyperplasie im Oberflächenepithel. In der subepithelialen Bindegewebszone einzelne Lymphozyten.
Lichtmikroskopische Aufnahme: Semidünnschnitt
Färbung: Basisches Fuchsin und Methylenblau
Vergrößerung: 620 ×

5. Chronische fibrosierende Bronchitis

Bei der chronischen fibrosierenden Bronchitis vollzieht sich neben einer mehr oder minder ausgeprägten Dyskrinie und Hyperkrinie ein Umbau in der subepithelialen Bindegewebszone mit einer progredienten Fibrose. Die proliferativen Prozesse der ortsständigen Bindegewebszellen als Ausdruck des chronisch protrahierten Verlaufes bestimmen dabei das histomorphologische Bild. Es ist bisher nicht geklärt, welche biochemischen Grundprozesse die Aktivierung der Fibroblasten steuern und sie zu einer erhöhten Faserneubildung anregen.

Die Fibrosierung beginnt subepithelial unmittelbar unter dem Oberflächenepithel. Es entwickelt sich eine bandartig angeordnete Faserzone, die als Verbreiterung der lichtmikroskopisch darstellbaren Basalmembran aufzufassen ist. Die elektronenmikroskopisch differenzierbare Basallamelle bleibt dabei unverändert. Es entsteht eine Faserzone aus filzartig verflochtenen Kollagenfasern, in der einzelne Fibroblasten angeordnet sind. In den langgestreckten Fibroblastenfortsätzen sind rauhes endoplasmatisches Retikulum und in wechselnder Zahl Mitochondrien ausgebildet. Schmale Fortsätze der Basalzellen des Oberflächenepithels können in dieser Faserzone eintauchen. Entzündungszellen, wie Lymphozyten und Plasmazellen, sind nur vereinzelt nachweisbar.

Die Fibrosierung betrifft in besonderer Weise das Kapillarbett der Bronchialschleimhaut. An den einzelnen Gefäßen ist eine ringförmig geschichtete, jahresringähnliche Faserzone ausgebildet. Die Anordnung dieser Faserschichten spricht dafür, daß der Prozeß sich schubweise vollzieht.

Unmittelbar an das regelmäßig angeordnete und typisch ausgebildete Kapillarendothel schließt sich eine Schicht an, die aus in mehreren Lagen angeordneten Basallamellen besteht. In dieser Zone liegen unterschiedlich weit vom Endothel außen entfernt Perizyten, die schmale, z. T. auch aufgezweigte Zytoplasmaanteile aufweisen. Die aus Basallamellen aufgebaute Schicht geht ohne scharfe Grenze in die eigentliche Faserzone über. In der Innenzone dieser Schicht ist eine irreguläre Anordnung der Kollagenfasern ausgebildet. Außen schließt sich eine Zone an, in der eine in unterschiedlich breiten Bündeln angeordnete, gerichtete, der Gefäßwand folgende Faserstruktur entsteht. Sie ist relativ scharf gegen die umgebende faserige Grundstruktur abgesetzt, in der zwischen Kollagenbündeln auch elastische Fasern liegen. Das die peribronchialen Drüsen umgebende Bindegewebe ist an der protrahierten Fibrose beteiligt. Die einzelnen Drüsenazini werden in einer aus unterschiedlich breiten Zügen aufgebauten, der äußeren Form der Epithelstruktur folgenden Faserzone eingeschlossen. Die sonst unmittelbar von außen dem Epithel anliegenden Kapillaren werden abgedrängt. Auch die in der Umgebung der Drüsen angeordneten Nervenfasern des Plexus peribronchialis werden von einer breiten Faserscheide umgeben.

Die Fibrosierung erfaßt auch die glatte Muskulatur. Die Faserzüge werden in unterschiedlich breiten Zonen aus Kollagenfasern eingeschlossen. Die einzelnen Muskelzellen werden durch Faseranteile auseinandergedrängt, so daß eine netzförmige Fasergrundstruktur entsteht, in die die einzelnen Muskelzellen eingeschlossen sind. Die sonst gleichmäßig zwischen den Muskelzellen ausgebildeten Kontaktflächen werden durch das Fasermaterial eingeschlossen.

Die das gesamte subepitheliale Bindegewebe erfassende Fibrose führt wahrscheinlich, wie bei allen Prozessen, die mit einer Vermehrung der faserigen Grundstruktur des Bindegewebes einhergehen, zu einer narbigen Schrumpfung. Sie kann wahrscheinlich zu einer irreversiblen Verkleinerung des Gesamtquerschnittes der Bronchiallichtung und zu einem Elastizitätsverlust der Bronchialwand beitragen, die im Einzelfall jedoch schwer zu erfassen und zu bestimmen ist. Möglicherweise kann dieser protrahiert verlaufende Vorgang eine Komponente bilden, die das Ausmaß der durch die Kontraktion der Muskulatur und den Sekretstau ausgelöste bronchiale Obstruktion bestimmen und die Widerstandserhöhung bestimmen.

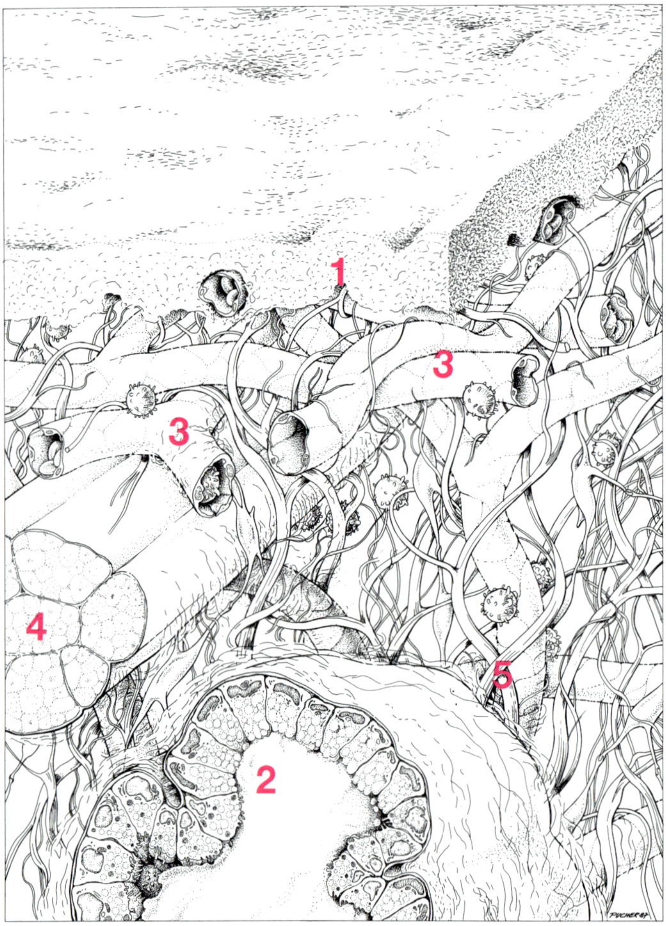

Abb. 28
Chronische fibrosierende Bronchitis. Dreidimensionale Reproduktion. Subepitheliale, perivaskuläre und periglanduläre Fibrose. In Schichten angeordnete Umscheidung der Kapillaren in der Bronchialwand. Bandartige subepitheliale Fibrose aus filzartig durchflochtenen, irregulär angeordneten Kollagenfasern mit Einschluß der subepithelialen Kapillaren.

1 = Subepitheliale bandartige Fibrose
2 = Peribronchiale Drüse
3 = Kapillaren der Bronchialwand
4 = Glatte Muskulatur
5 = Nervenfasern des Plexus bronchialis

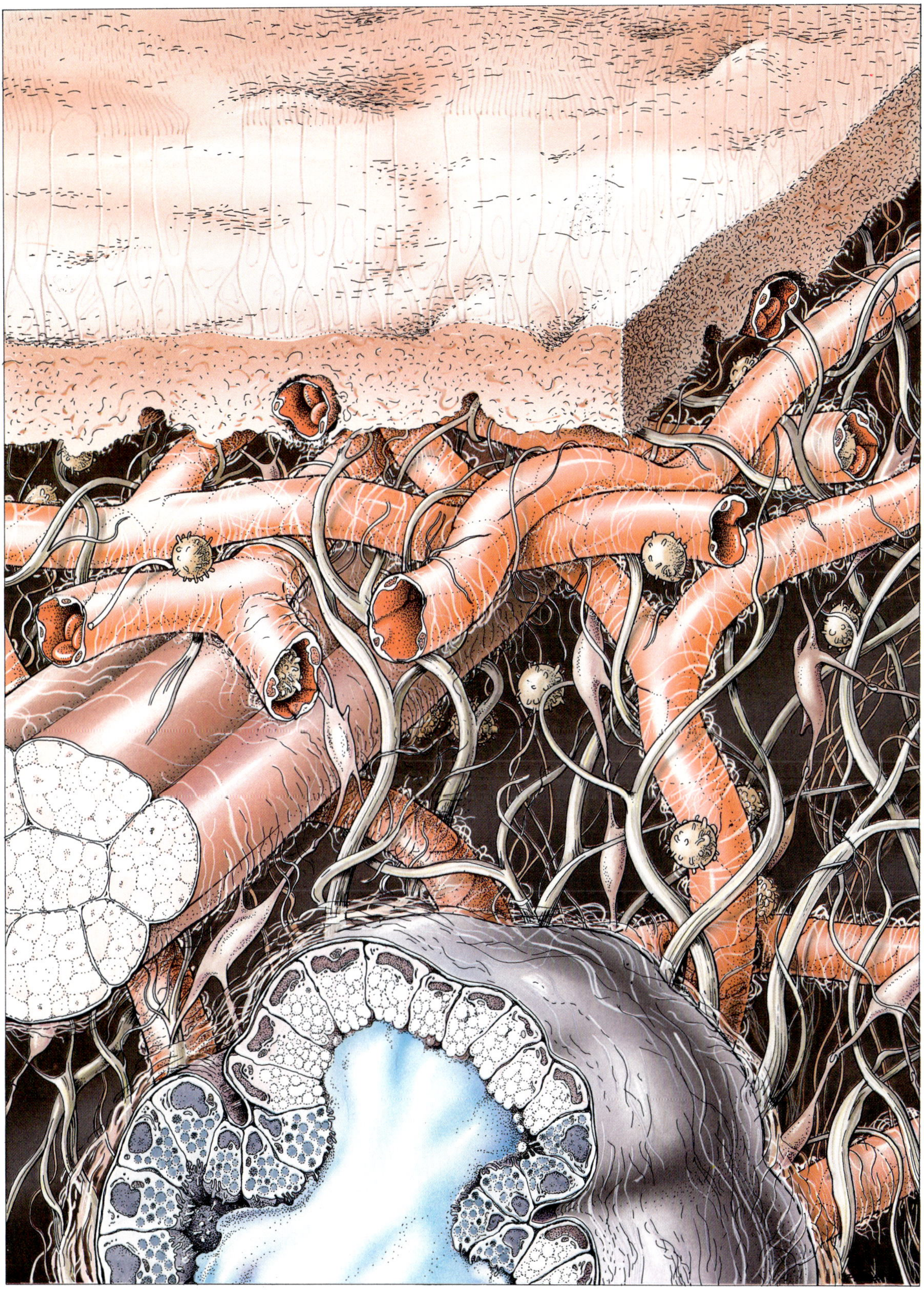

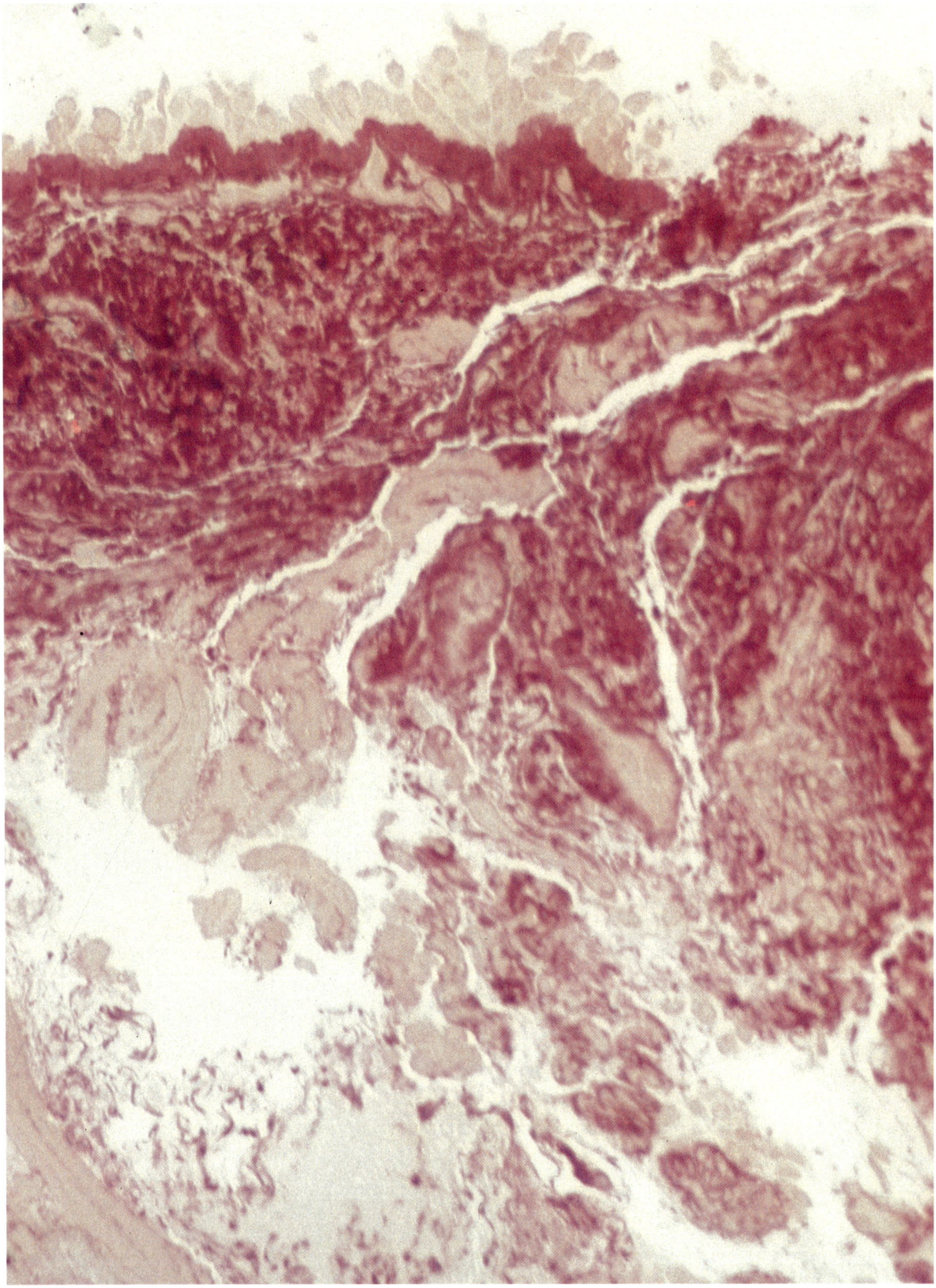

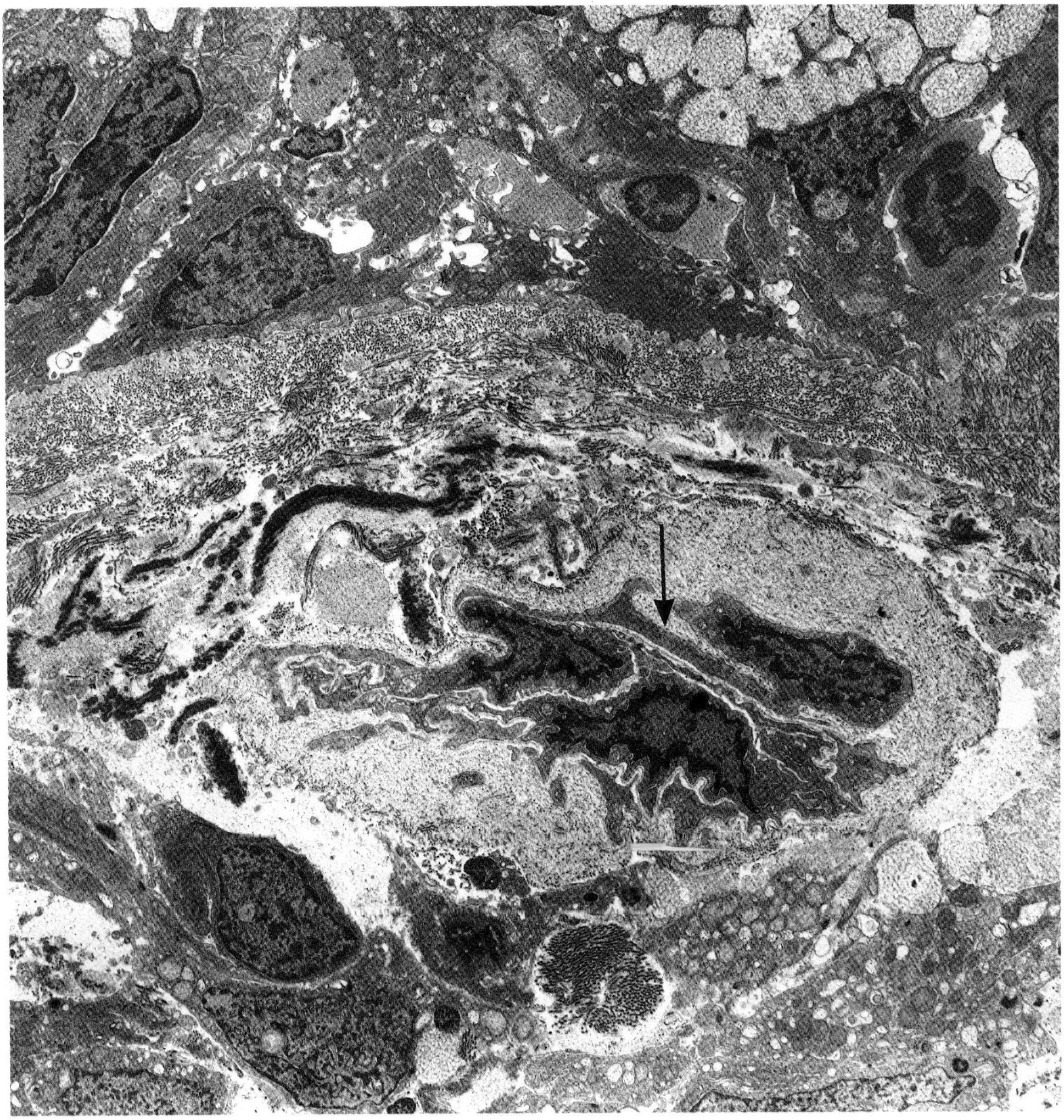

Abb. 29

Darstellung der subepithelialen Fibrose bei chronischer, fibrosierender Bronchitis. Durch elektive Anfärbung der Kollagenfasern ist die Ausbildung und Verteilung der Fibrose festzulegen. Bandartige Fibrosierung im Bereich der Basalmembran des Oberflächenepithels. Darunter gitterförmige Kollagenfaserstruktur bis in die glatte Muskulatur.

Lichtmikroskopische Aufnahme; Semidünnschnitt
Färbung: Basisches Fuchsin
Vergrößerung: 420 ×

Abb. 30

Perivaskuläre Fibrose einer subepithelial gelegenen Kapillare. Ringförmige Kollagenfaservermehrung mit Kompression des Kapillarlumens (Pfeil). Kollagenfaservermehrung in der subepithelialen Bindegewebszone.

Transmissionselektronenmikroskopische Aufnahme
Vergrößerung: 6000 ×

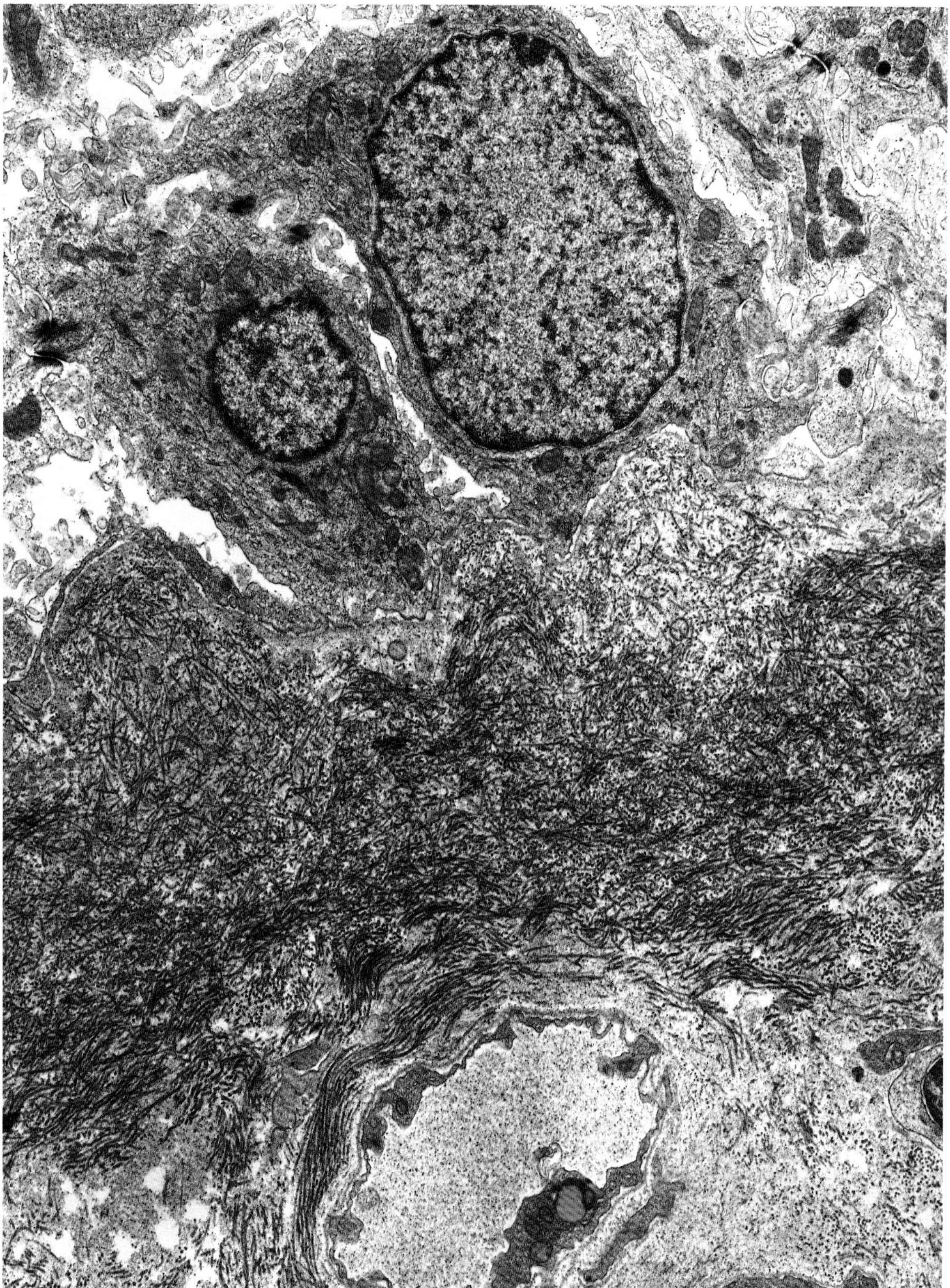

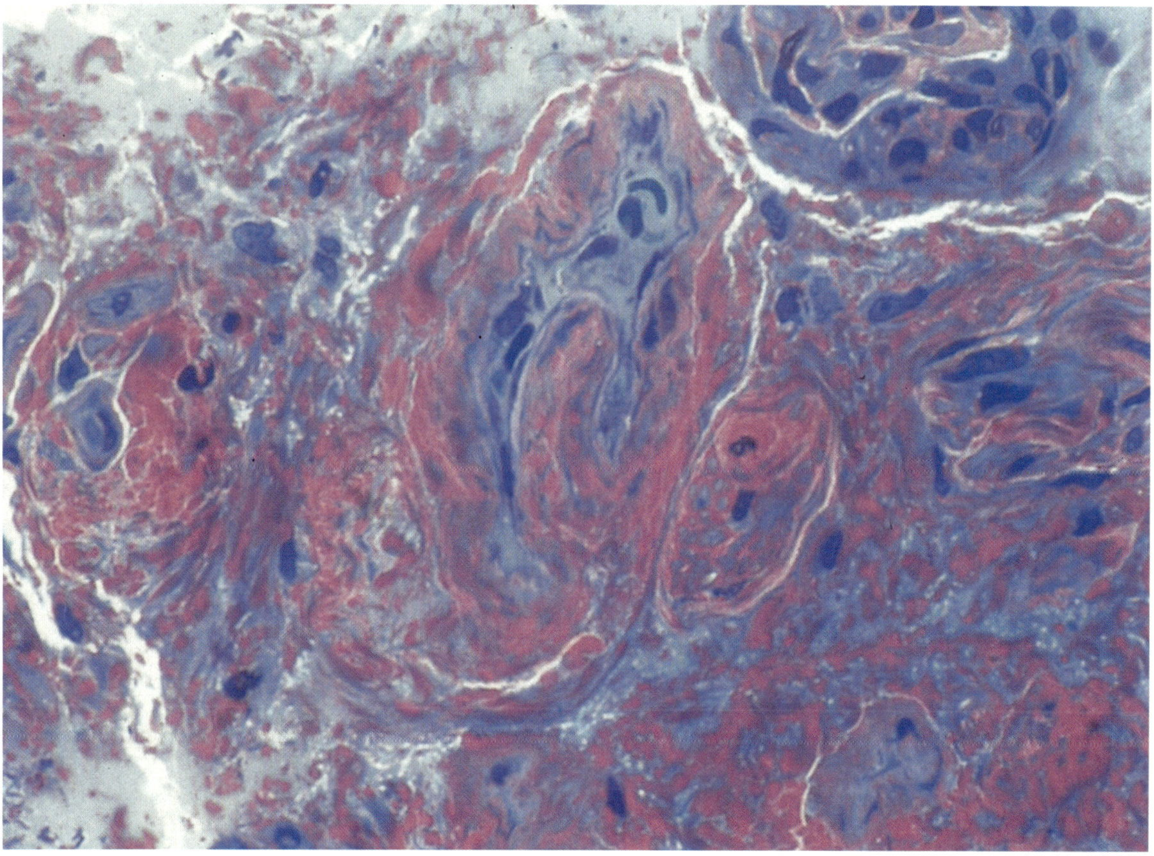

Abb. 31
Subepitheliale Fibrose unter der Basalzellschicht mit filzartiger Durchflechtung irregulär angeordneter Kollagenfasern mit Einschluß der subepithelialen Kapillaren.
Transmissionselektronenmikroskopische Aufnahme
Vergrößerung: 10500 ×

Abb. 32
Bandartige, ringförmige, perivaskuläre Fibrose am Kapillarnetz der Bronchialschleimhaut bei chronischer, fibrosierender Bronchitis. Kompression der Kapillarlumina.
Lichtmikroskopische Aufnahme
Semidünnschnitt.
Färbung: Basisches Fuchsin und Methylenblau
Vergrößerung: 980 ×

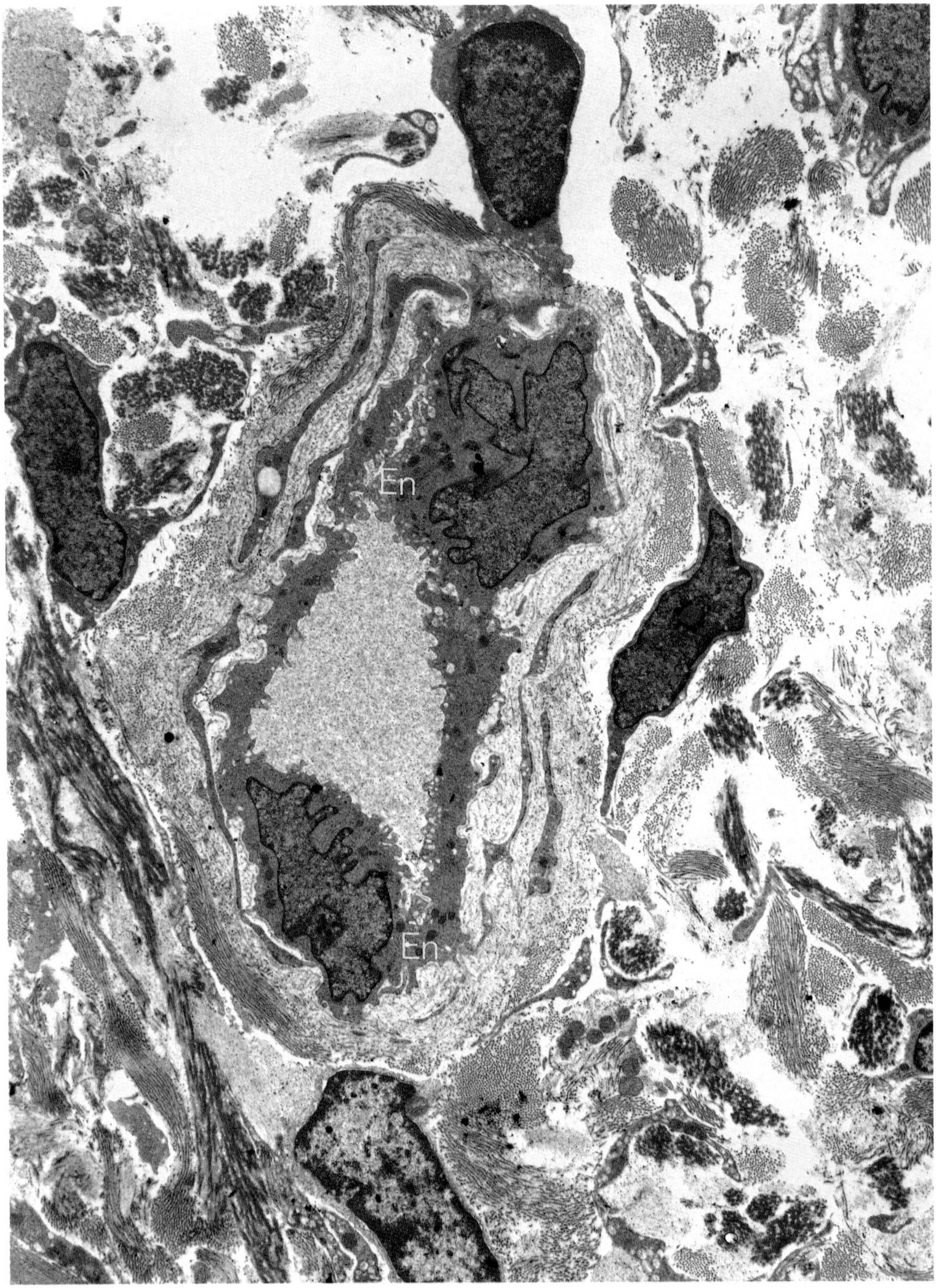
En
En

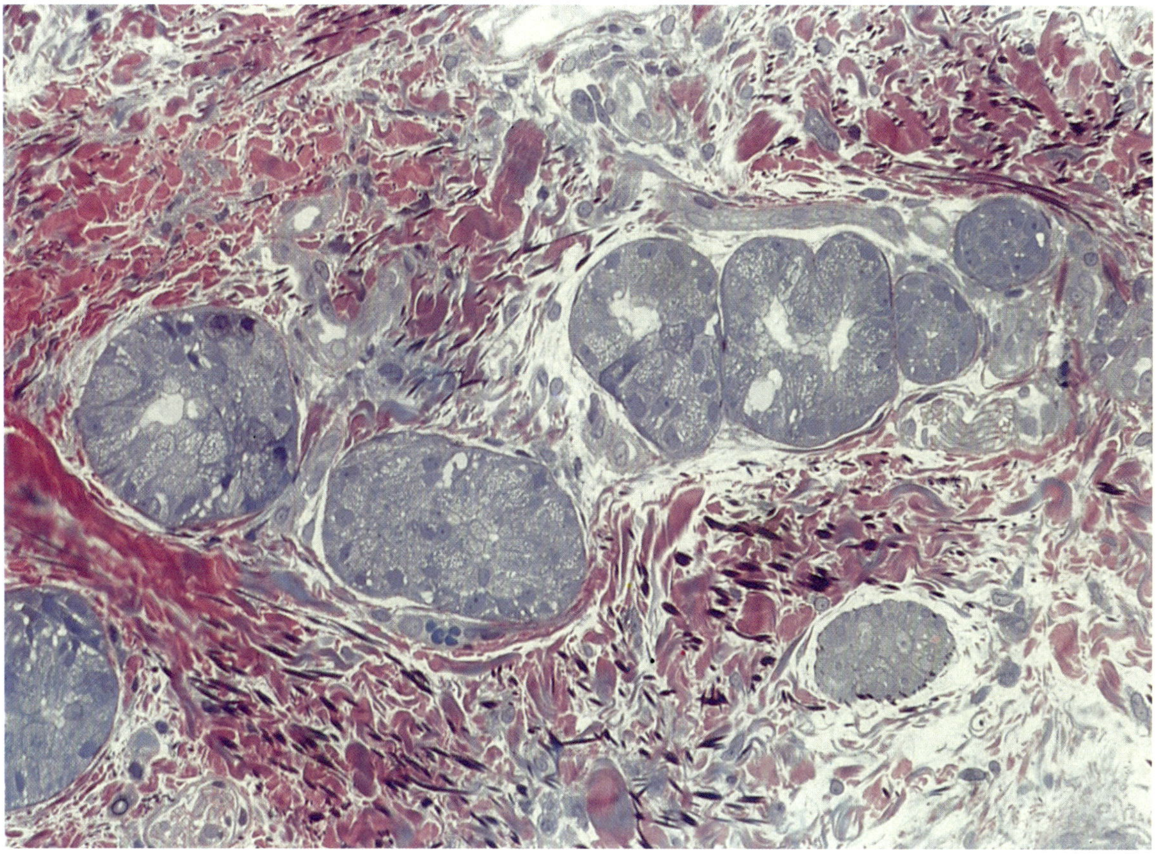

Abb. 33
Kapillare im subepithelialen Bindegewebe bei chronischer fibrosierender Bronchitis. Unter dem Kapillarendothel (En) in mehreren Schichten angeordnete Basallamellen. Nach außen folgend lockere, feinfaserige Kollagenstruktur.
Transmissionselektronenmikroskopische Aufnahme
Vergrößerung: 5400 ×

Abb. 34
Periglanduläre Fibrose und Atrophie der peribronchialen Drüsen bei chronischer fibrosierender Bronchitis. In einem groben Kollagenfasergerüst angeordnet, auseinandergedrängte einzelne Drüsenazini mit degenerativen Veränderungen des Zytoplasmas.
Lichtmikroskopische Aufnahme; Semidünnschnitt
Färbung: Basisches Fuchsin und Methylenblau
Vergrößerung: 420 ×

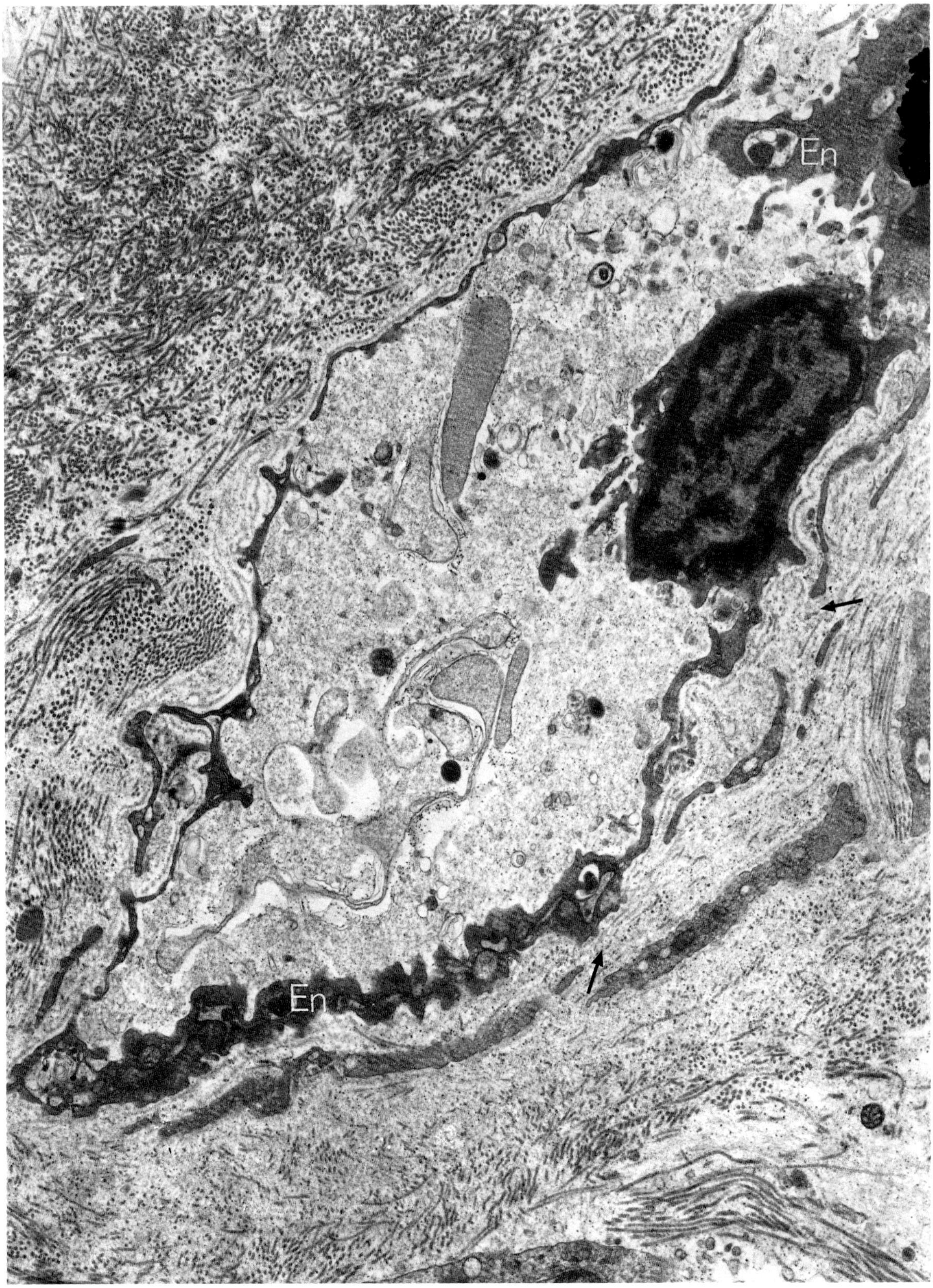
En
En

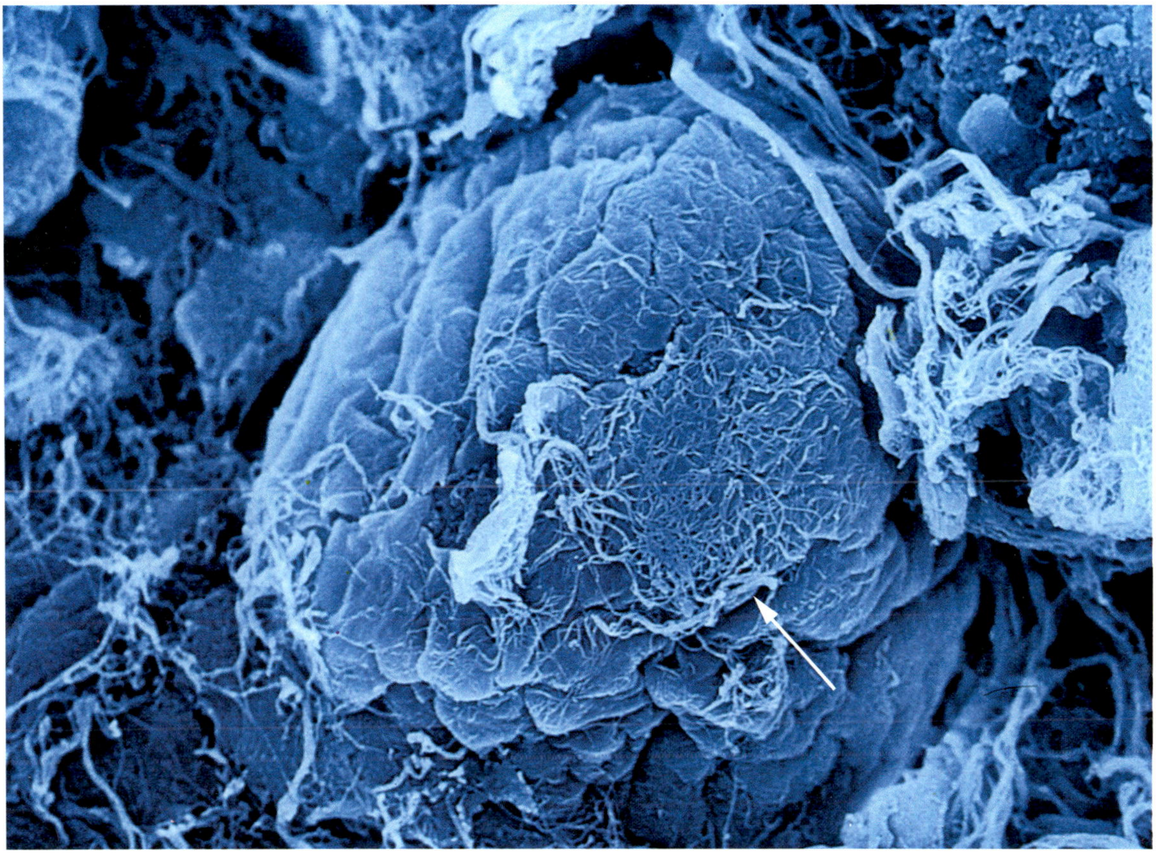

Abb. 35
Perivaskuläre Fibrose. Unter dem Endothel (En) in mehreren Schichten angeordnet Basallamellen (Pfeile). Außen anschließend bandartige Kollagenfasern aus irregulär angeordneten, durchflochtenen kurzen Fasern.
Transmissionselektronenmikroskopische Aufnahme
Vergrößerung: 8500 ×

Abb. 36
Periglanduläre Fibrosierung bei chronischer fibrosierender Bronchitis an einer peribronchialen Drüse. Anschnitt der subepithelialen Bindegewebszone. In ein grobes Kollagenfasergerüst eingebettet ein Drüsenazinus (Pfeil).
Rasterelektronenmikroskopische Aufnahme
Vergrößerung: 2800 ×

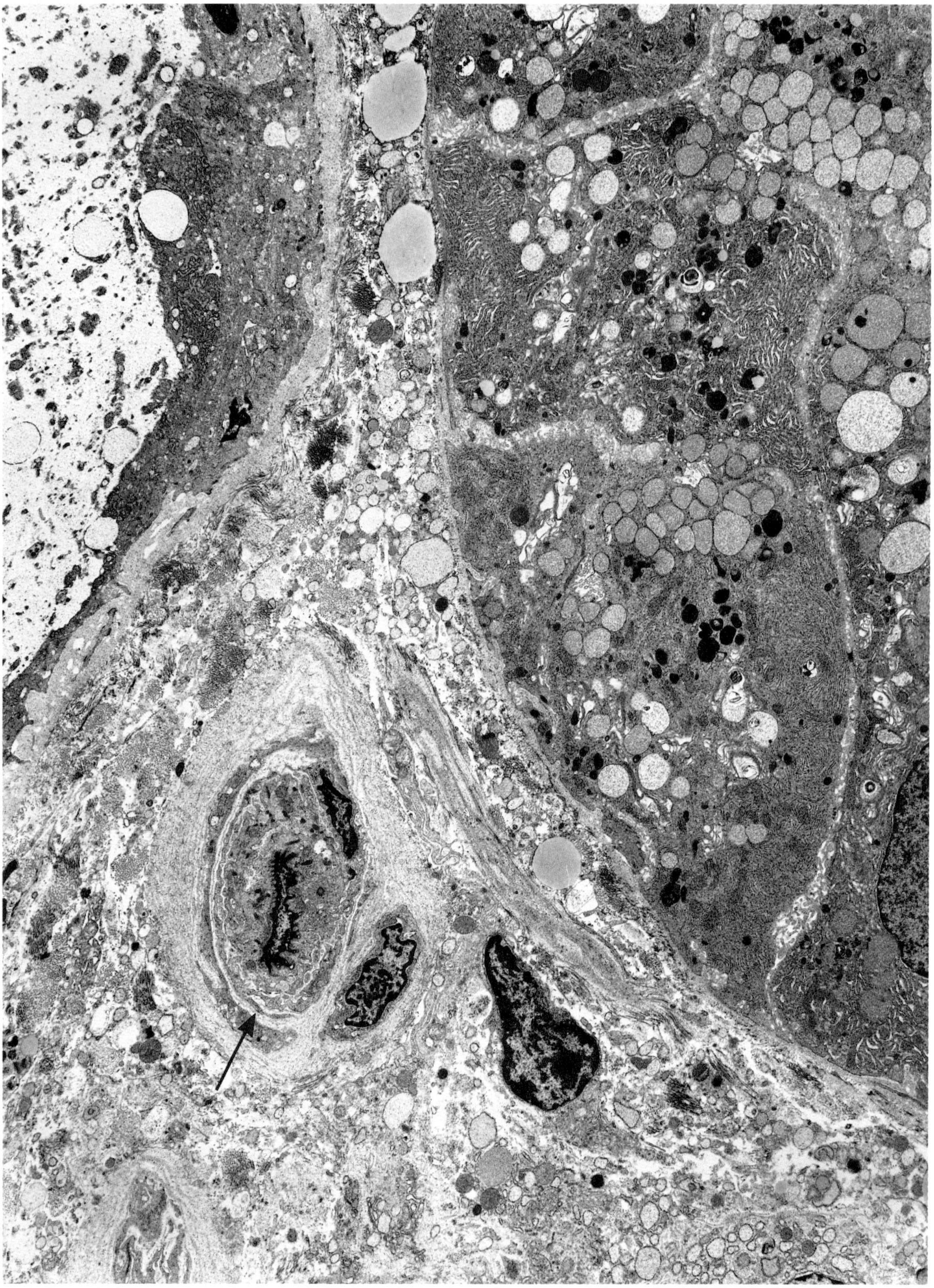

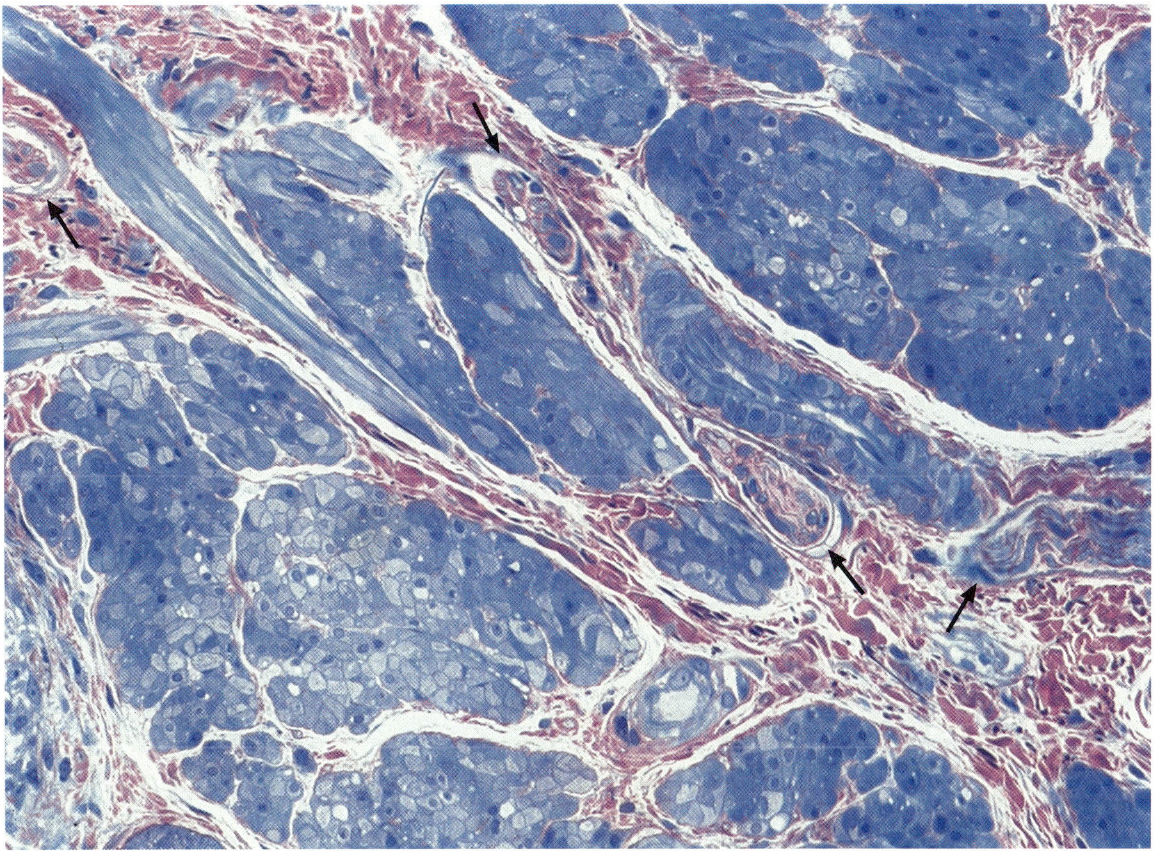

Abb. 37
Periglanduläre Fibrose. Abdrängung der für die Versorgung der sekretbildenden Zellen zuständigen Kapillaren (Pfeil). Teils aktivierte, teils reduzierte Sekretproduktion in den Drüsenazini.
Transmissionselektronenmikroskopische Aufnahme
Vergrößerung: 7000 ×

Abb. 38
Fibrose zwischen den Zügen der glatten Muskulatur bei fibrosierender Bronchitis. Zwischen den Muskelfaserzügen (blau angefärbt) breite Zonen aus groben Kollagenfasern. Darin verlaufend Äste des Nervenplexus (Pfeile) und Gefäße.
Lichtmikroskopische Aufnahme; Semidünnschnitt
Färbung: Basisches Fuchsin und Methylenblau
Vergrößerung: 420 ×

6. Chronische fibrosierende Bronchitis mit Schleimhautumbau

Neben der protrahierten Fibrose entwickelt sich bei dieser Form der Bronchitis ein zunehmender Schleimhautumbau, der nach den klinischen Beobachtungen und Ergebnissen experimenteller Untersuchungen in den zentralen Bronchialabschnitten beginnt und sich in die Peripherie fortentwickelt (Morgenroth 1980). Dieser Umbau führt über weite Strecken des Bronchialsystems zum Versiegen der Sekretbildung und zu einer gravierenden Einschränkung der Sekrettransportmechanismen auf der Bronchialschleimhaut.

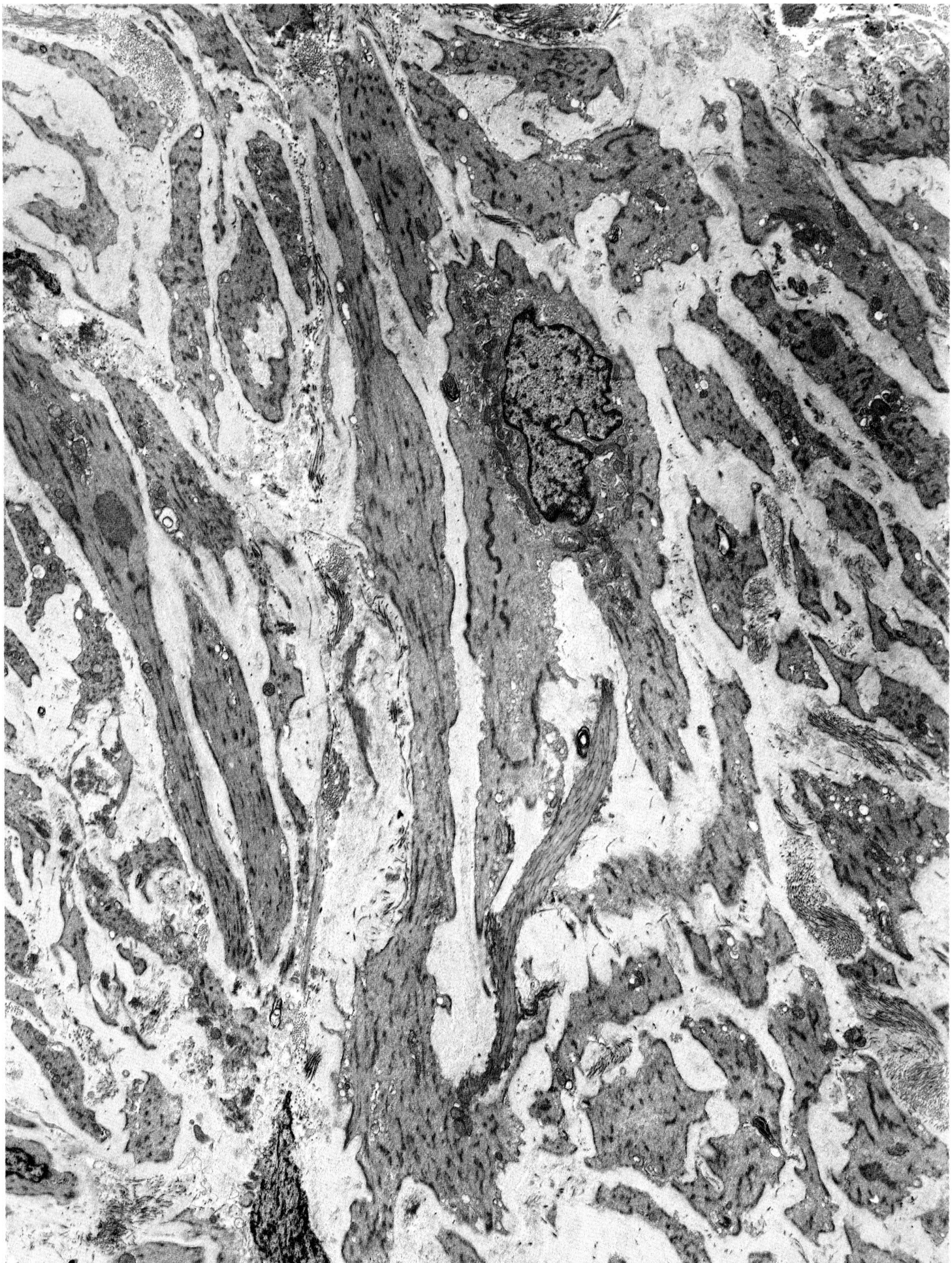

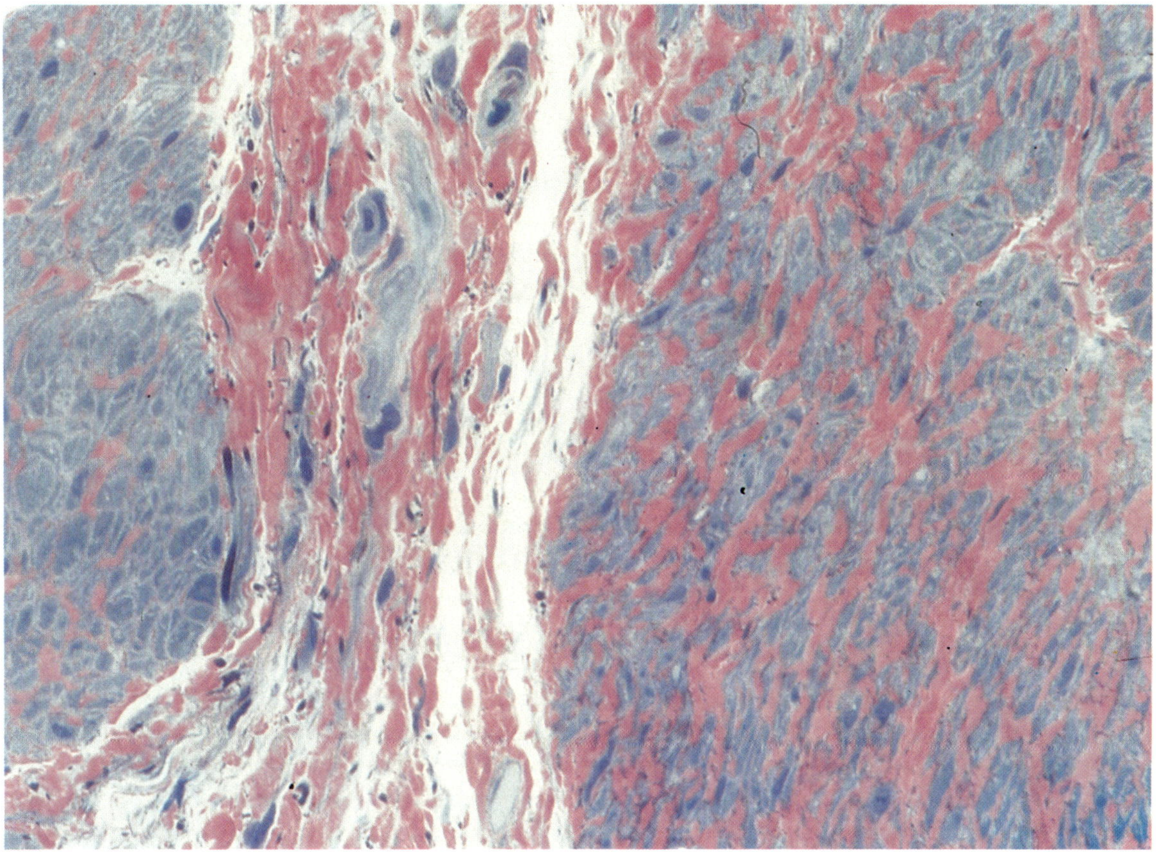

◀ Abb. 39
Glatte Muskulatur bei chronischer Bronchitis. Z. T. getrennt liegende, z. T. miteinander in Kontakt stehende Muskelzellen.
Transmissionselektronenmikroskopische Aufnahme
Vergrößerung: 6000 ×

Abb. 40
Progrediente Fibrosierung der glatten Muskulatur bei fibrosierender Bronchitis. Die Fibrose entwickelt sich in die einzelnen Muskelzüge und drängt die Muskelzellen auseinander (Muskelzellen = blau angefärbt – Kollagenfasern = rot angefärbt). Bildung eines gitterförmigen Fasergerüstes zwischen den Muskelzellen.
Lichtmikroskopische Aufnahme; Semidünnschnitt
Färbung: Basisches Fuchsin und Methylenblau
Vergrößerung: 850 ×

Der Umbau der Schleimhaut beginnt wahrscheinlich als Folge einer fehlerhaften Reparation bei kontinuierlicher Epithelalteration mit einer Reduktion des Zilienbesatzes der Bronchialschleimhaut. Es treten auf den Zilienzellen eine zunehmende Zahl von sog. Compound-Zilien auf. Es handelt sich dabei um plumpe Zilienkomplexe, in denen die Tubulusstruktur mehrerer Zilien zusammengefaßt ist und von einer gemeinsamen Zellmembran umgeben wird. Die Tubuli sind in unregelmäßig durchflochtener Struktur angeordnet.

Auf der Oberfläche der Zilien mit erhaltener Innenstruktur können als Ausdruck der degenerativen Veränderung blasige Auftreibungen der Zellmembran entstehen. Die Zilien können abbrechen und mit dem Sekret abtransportiert werden. Die Zahl der Zilien auf den Epithelzellen wird dadurch erheblich reduziert, während die Mikrovillistruktur zunächst erhalten bleibt.

Es bilden sich dadurch unterschiedlich breite zilienfreie Flächen. In den einzelnen Epithelzellen ist z. T. eine Verdichtung des Zytoplasmas und in anderen eine ödematöse Auflockerung zytoplasmatischer Matrix ausgebildet.

Die Epithelzellen werden zunehmend plumper. Die an den apikalen Zellanteilen ausgebildeten Kontaktflächen, wie die tight junctions und Zonulae adhaerentes, werden zurückgebildet. Es bleiben lediglich die Desmosomen bestehen, die in unregelmäßiger Verteilung zwischen den Epithelzellen ausgebildet sind. Im Zytoplasma der Epithelzellen ist ein teils vesikuläres, teils lamelläres endoplasmatisches Retikulum ausgebildet. In einzelnen Epithelzellen findet sich eine irreguläre Sekretbildung ohne Ausschleusung.

Die Interzellularspalten öffnen sich von der Epitheloberfläche bis zur Basallamelle. Mit einer zunehmenden horizontalen Streckung der Epithelzellen vollendet sich der vollständige plattenepithelartige metaplastische Umbau des Bronchialepithels. Im Zytoplasma der Epithelzellen treten dabei als typisches morphologisches Kriterium für die plattenepithelartige Differenzierung vermehrt Tonofilamente auf, die z. T. in die Desmosomen einmünden. Die Epithelzellen zeigen eine unregelmäßige Kernstruktur mit z. T. dichten chromatinreichen und blasigen, hellen Zellkernen. Es tritt als Ausdruck eines erhöhten Zellumsatzes eine herdförmig ausgebildete Basalzellhyperplasie auf.

Der Schleimhautumbau erfaßt auch die peribronchialen Drüsen. Im Zuge der protrahierten Fibrose entsteht eine Reduktion der Drüsenazini. Die Atrophie der Drüsen trägt wesentlich zu einer Einschränkung der Sekretion als Teilkomponente der bronchialen Reinigung bei. Die aufeinander in Zahl und Funktion abgestimmte hohe Differenzierung und Spezialisierung der Epithelzellen geht im Zuge des Schleimhautumbaues verloren. Die protrahierte Vernarbung, die Behinderung der Bronchosekretion und des Sekrettransportes und eine sich wiederholende Änderung des Tonus der Bronchialmuskulatur sind die Grundmechanismen, die die bronchiale Obstruktion unterhalten.

6.1. Epithelumbau und Präkanzerose

Im Zuge des Schleimhautumbaus können in sehr variablem Ausmaß Veränderungen auftreten, die als Praeneoplasien aufgefaßt werden. Dabei wird als entscheidender ätiologischer Faktor vor allem das inhalative Rauchen als Teilkomponente der Kanzerogenese gewertet, der auch für die Entwicklung der chronischen Bronchitis von wesentlicher Bedeutung ist. Experimentelle Untersuchungen und Beobachtungen an der menschlichen Bronchialschleimhaut haben gezeigt, daß dem invasiven Karzinom des Bronchus Zell- und Texturstörungen am Epithel vorausgehen, die als Praekanzerosen aufzufassen sind (Müller 1983, Gonzalez 1986). Sie sind durch Basalzell- und Becherzellhyperplasie, Plattenepithelmetaplasie und Dysplasie bis zum Karzinoma in situ gekennzeichnet. Dabei wird die Epithelhyperplasie und die dabei auftretende Dysplasie als Ausdruck der neoplastischen Transformation gewertet. Wahrscheinlich ist der relativ häufig zu beobachtende gemischte Differenzierungstyp des Bronchialkarzinoms mit adenoiden und plattenepithelialen Anteilen auf eine Proliferation von Zellen aus der Plattenepithelmetaplasie und sekretbildenden Zellen zurückzuführen, die auch beim Karzinoma in situ zu beobachten ist. Sie bildet wahrscheinlich die Basis für die Heterogenität der Differenzierung der Bronchialkarzinome.

Abb. 41
Nervale Versorgung der glatten Muskulatur. Kolbige Auftreibung einer Endaufzweigung einer Nervenfaser. Sie nähert sich in einer sog. Synapse auf Distanz der Muskelzellen. Die aus den Nervenfasern freigesetzten Neurotransmitter (Pfeil) können mit der Zellmembran der Muskelzelle reagieren. An der Zellmembran der Muskelzellen in dichter Verteilung Pinozytosebläschen. ▶
Transmissionselektronenmikroskopische Aufnahme
Vergrößerung: 33 500 ×

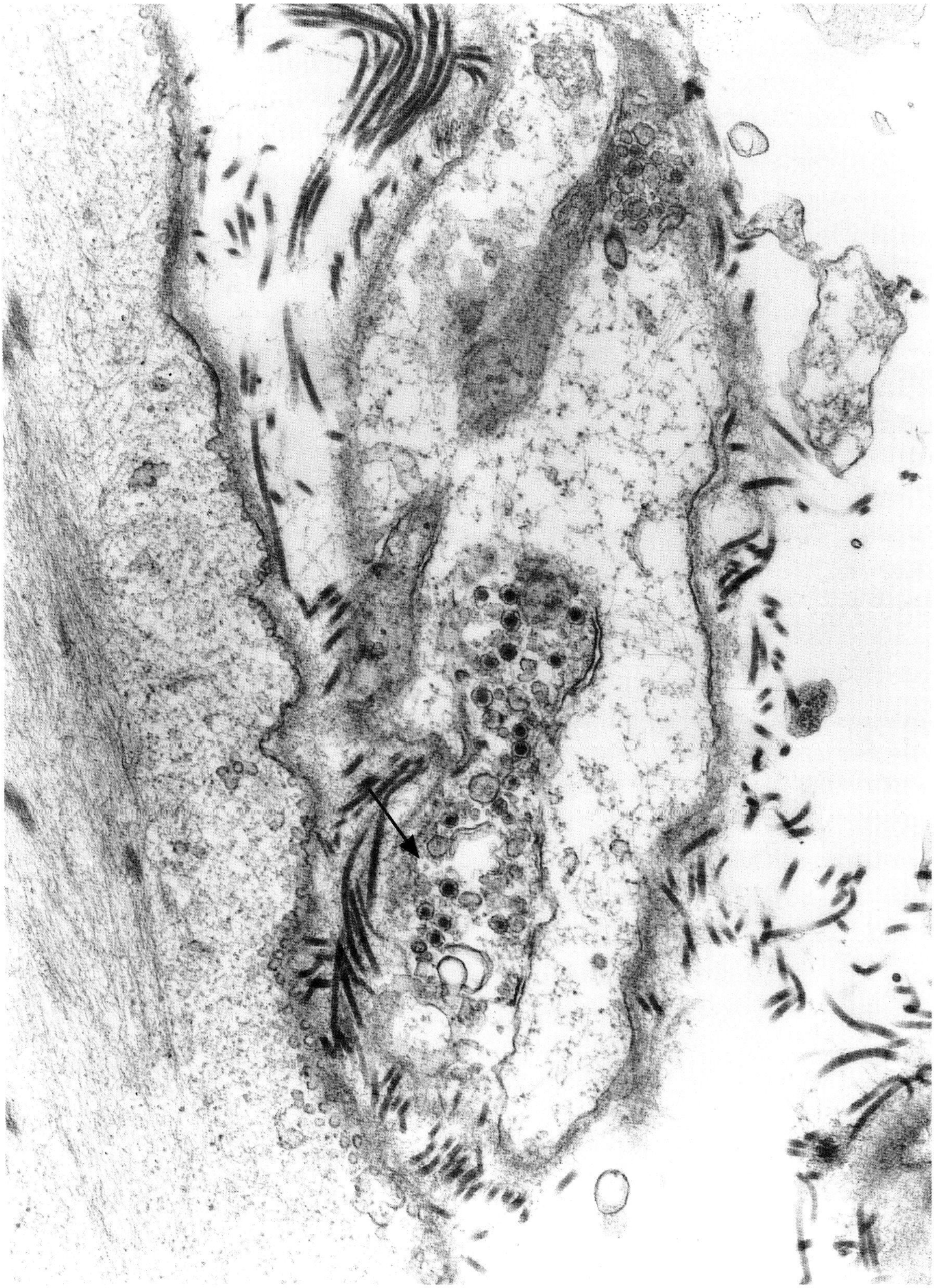

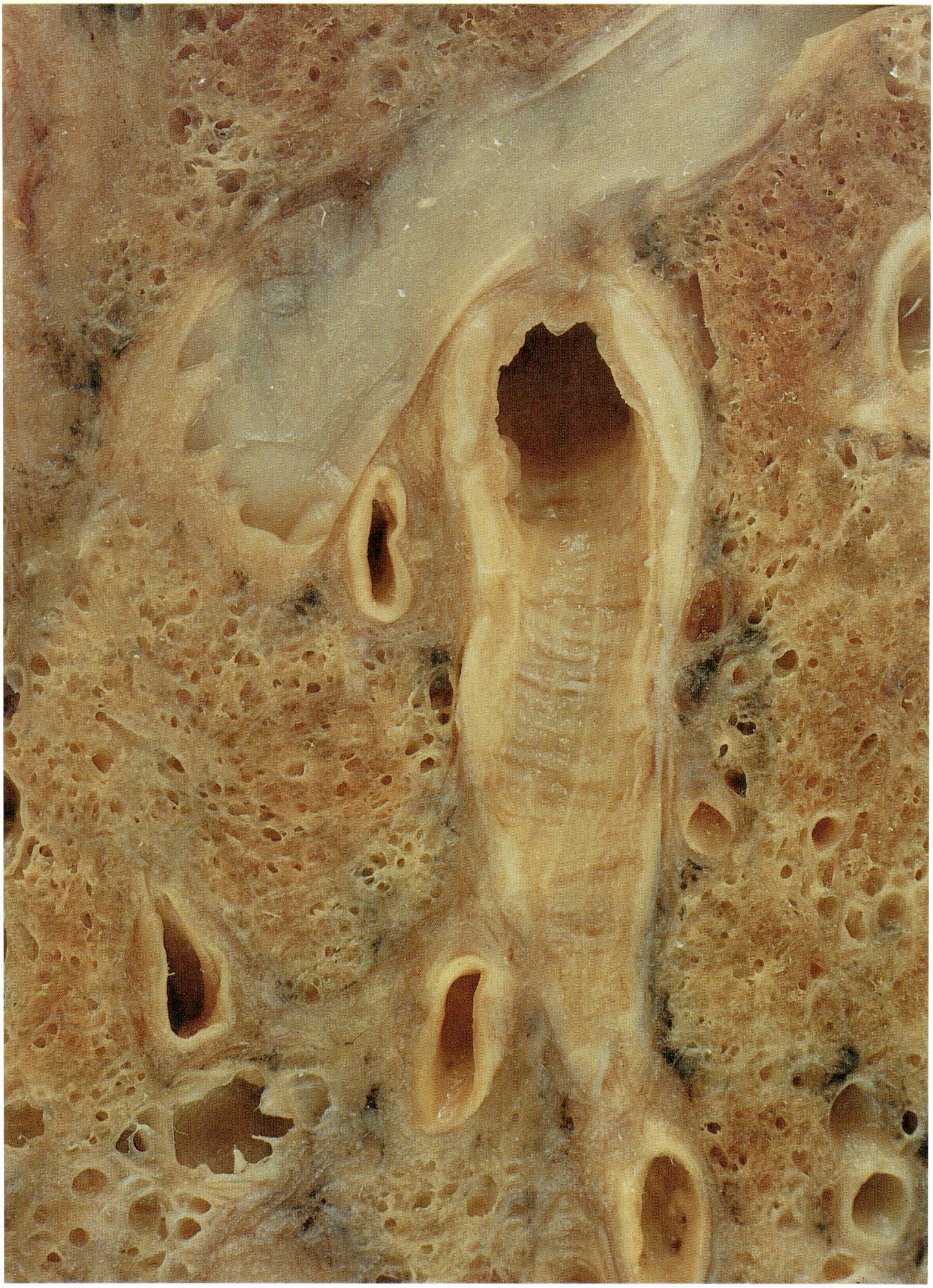

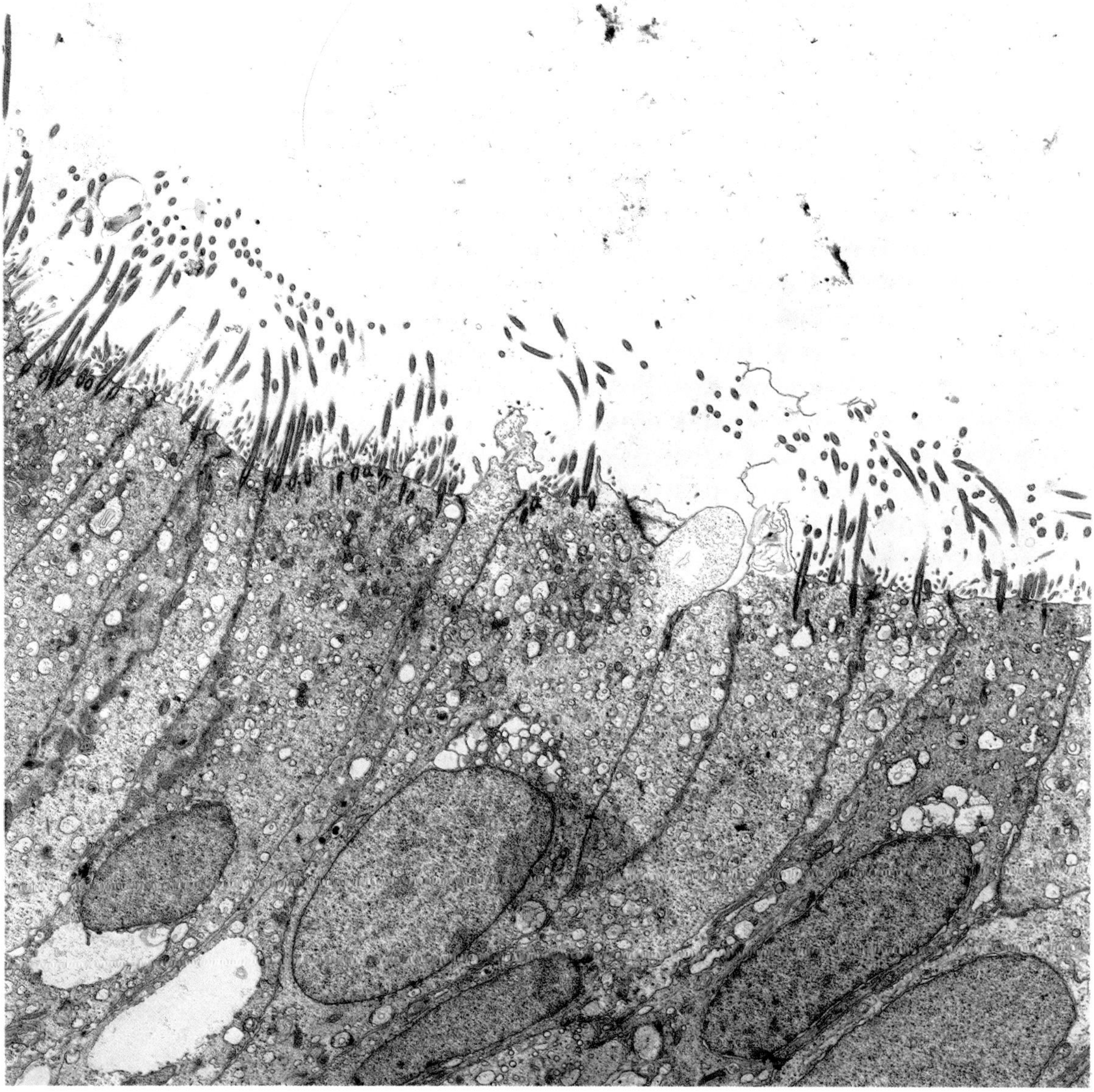

Abb. 42
◀ Chronische fibrosierende Bronchitis. Lungenanschnitt. Grobe quergestellte Schleimhautfaltung in einem tangential eröffneten Segmentbronchus. In der Schleimhaut längsverlaufende helle Faserzüge. In den daneben angeordneten Bronchusquerschnitten deutlich ausgeprägter Sekretstau.
Makroskopische Aufnahme eines Lungenabschnittes.
Fixation über das Gefäßsystem.

Abb. 43
Zilienverlust am Oberflächenepithel als Ausdruck des beginnenden Epithelumbaus. Deutlich ausgeprägte Reduktion des Zilienbesatzes auf der Schleimhautoberfläche. Erhaltene Mikrovillistruktur. In den Zilienzellen vesikuläre Struktur des endoplasmatischen Retikulums, vakuolige Veränderung der apikal angeordneten Mitochondrien.
Transmissionselektronenmikroskopische Aufnahme
Vergrößerung: 3800 ×

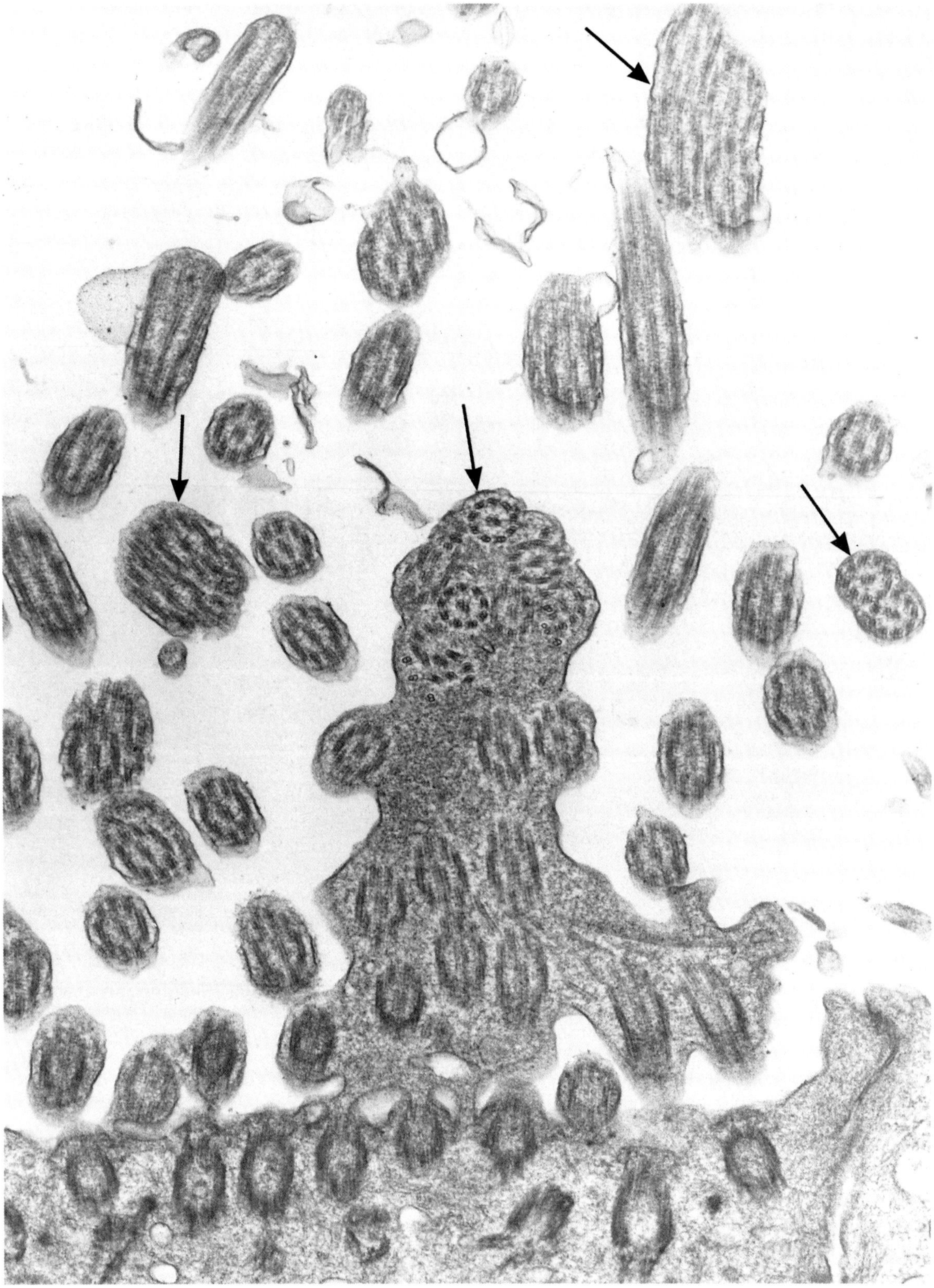

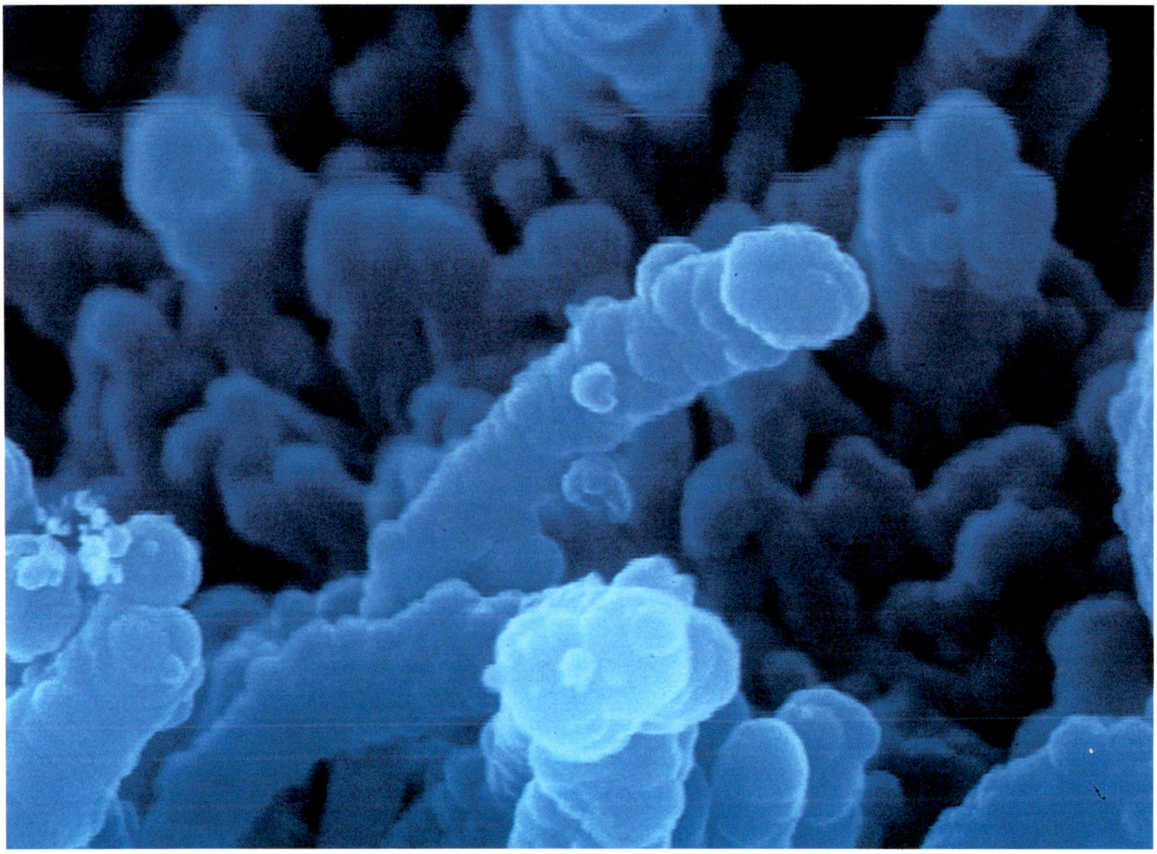

Abb. 44
Bildung von Compoundzilien. Neben typisch ausgebildeten Zilien mit erhaltener tubulärer Innenstruktur Mehrfachbildungen mit irregulärer, z. T. durchflochtener Tubulusstruktur (Pfeile). An einzelnen Zilien blasige Abhebungen der Zellmembran.
Transmissionselektronenmikroskopische Aufnahme
Vergrößerung: 46500 ×

Abb. 45
Zilienveränderungen am Bronchialepithel bei chronischer Bronchitis. Verkürzung der Zilien. Unregelmäßige blasige Auftreibungen der Zellmembran an der Zilienoberfläche.
Rasterelektronenmikroskopische Aufnahme
Vergrößerung: 18600 ×

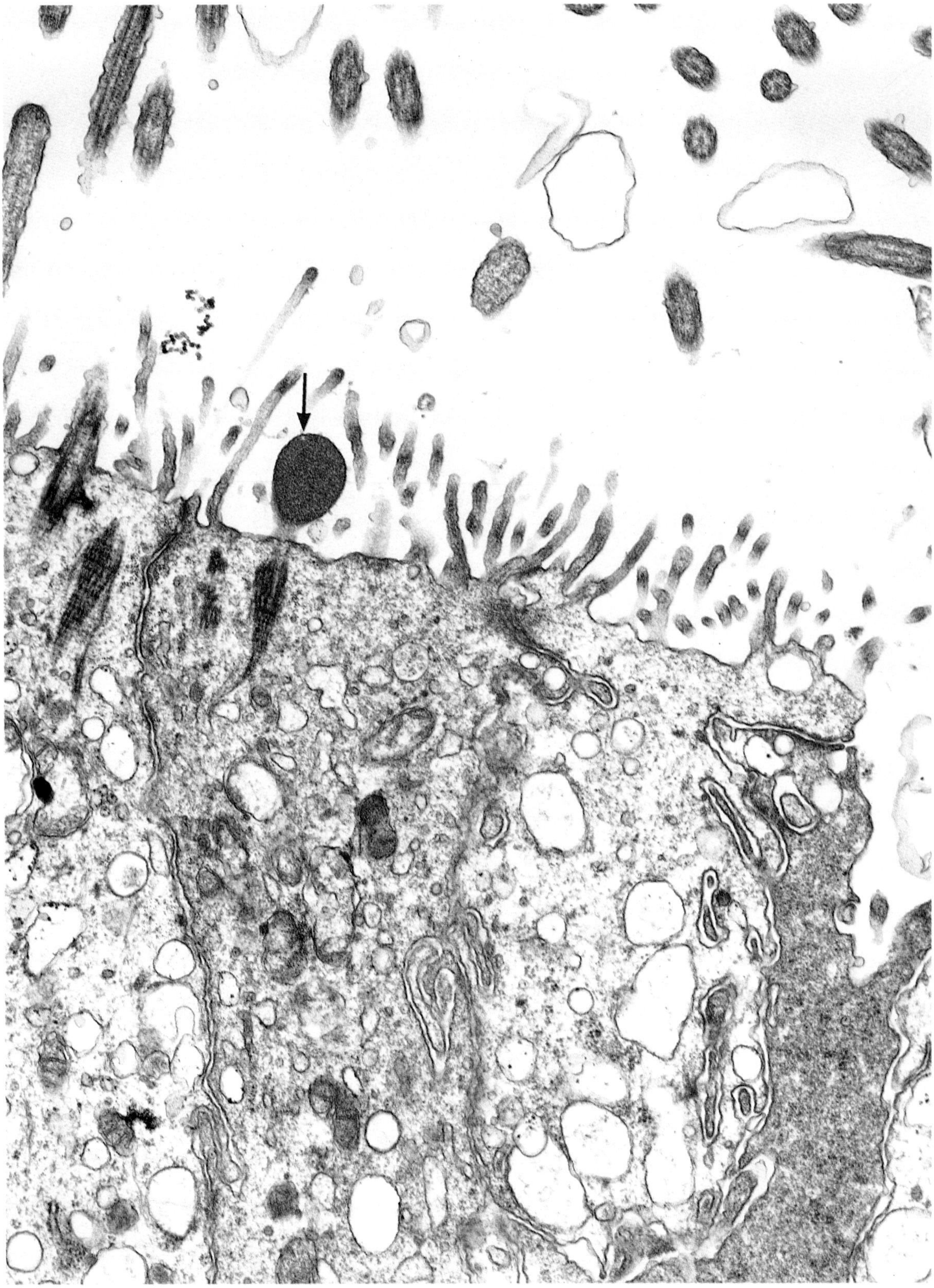

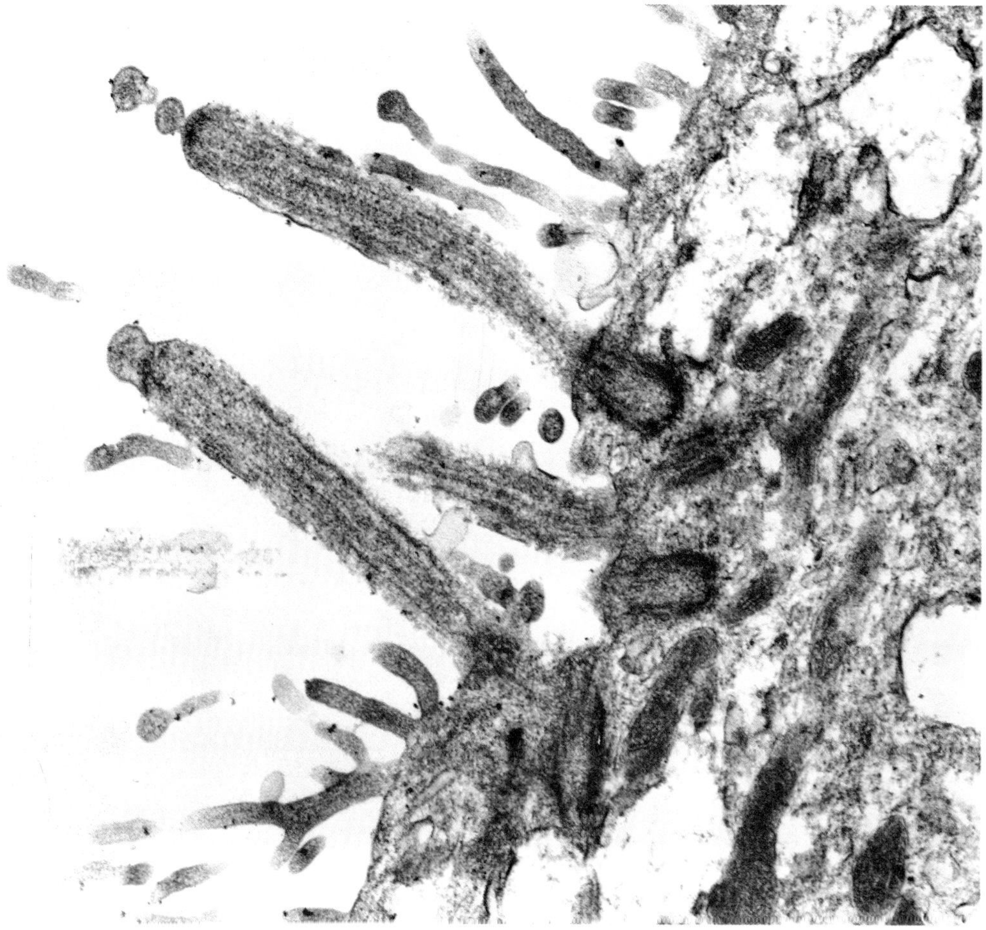

Abb. 46
Ausgeprägter Zilienverlust am Oberflächenepithel bei chronischer Bronchitis. Als Ausdruck einer Fehlbildung der Zilien bei der Epithelregeneration treten rudimentäre, stummelförmige Zilien mit dichter Grundstruktur, ohne Innentubuli bei erhaltenen Basalkörpern auf (Pfeil).
Transmissionselektronenmikroskopische Aufnahme
Vergrößerung: 31 500 ×

Abb. 47
Zilienveränderungen am Bronchialepithel. Stummelförmige Verkürzung der Zilien. Im Anschnitt erkennbar die erhaltene tubuläre Innenstruktur. Daneben schlanke, unterschiedlich hohe Mikrovilli auf der Oberfläche.
Transmissionselektronenmikroskopische Aufnahme
Vergrößerung: 39 000 ×

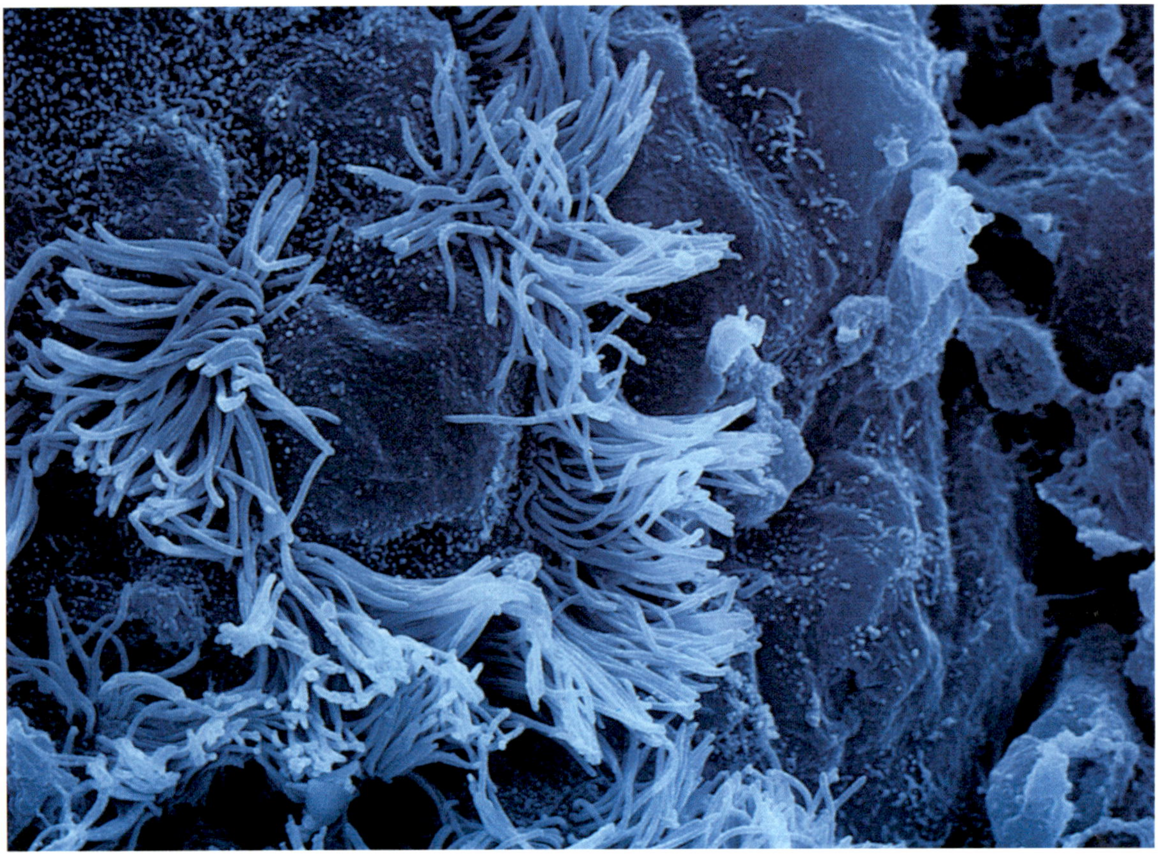

Abb. 48
Epithelumbau bei chronischer Bronchitis. Auf der Schleimhautoberfläche Reste der Zilien- und Mikrovillistruktur.
Rasterelektronenmikroskopische Aufnahme
Vergrößerung: 3600 ×

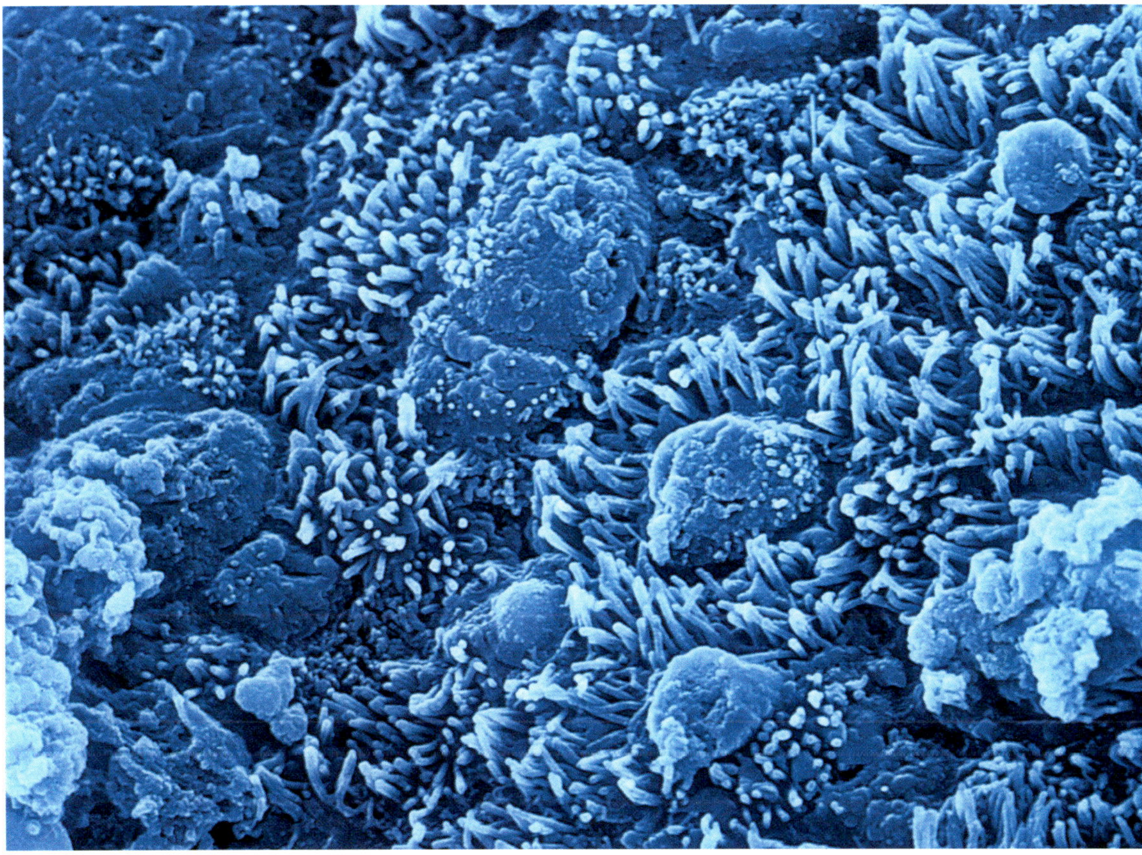

Abb. 49
Breitflächiger Zilienverlust am Bronchialepithel bei chronischer Bronchitis. In unregelmäßiger Verteilung Kuppen der Becherzellen.
Rasterelektronenmikroskopische Aufnahme
Vergrößerung: 3700 ×

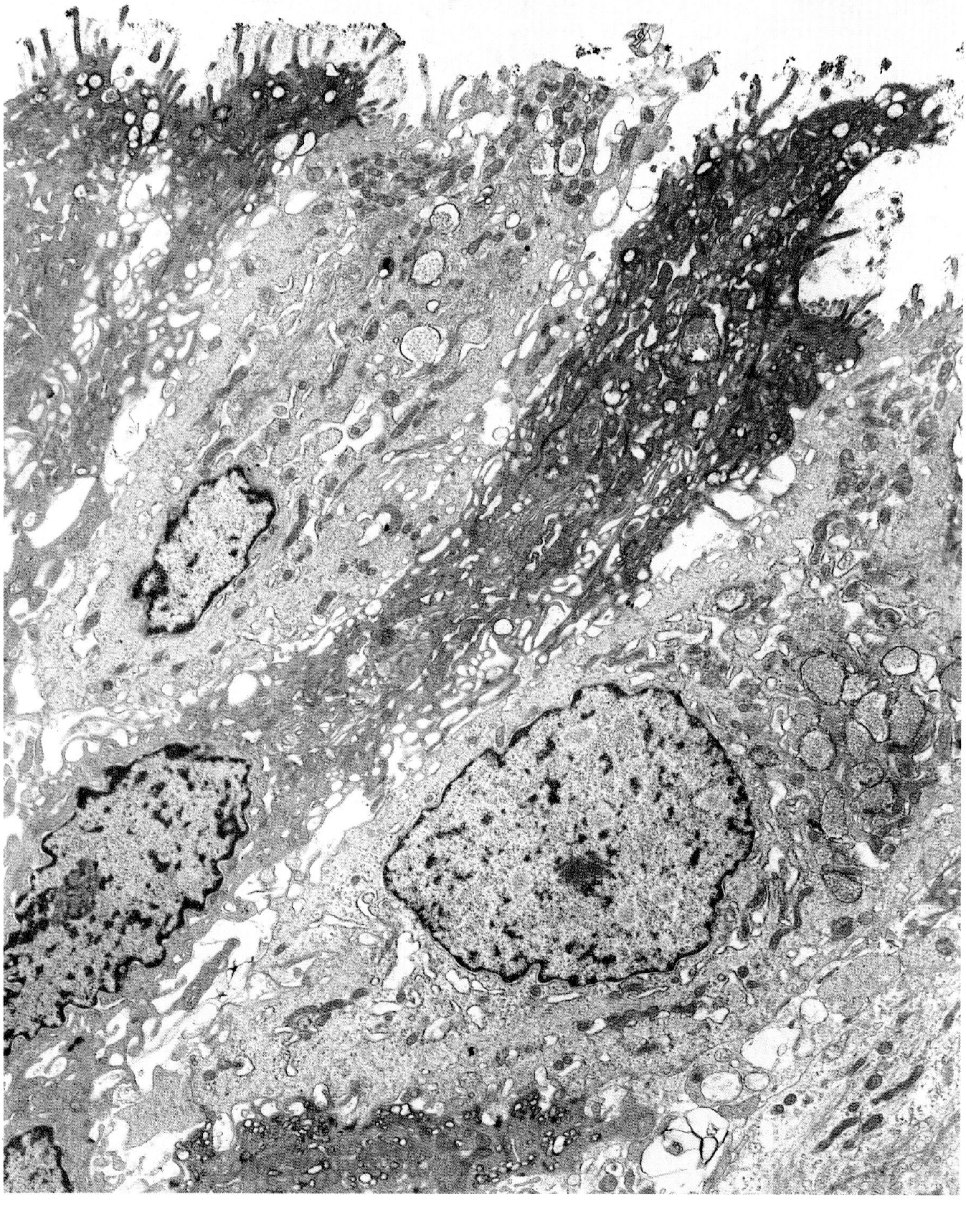

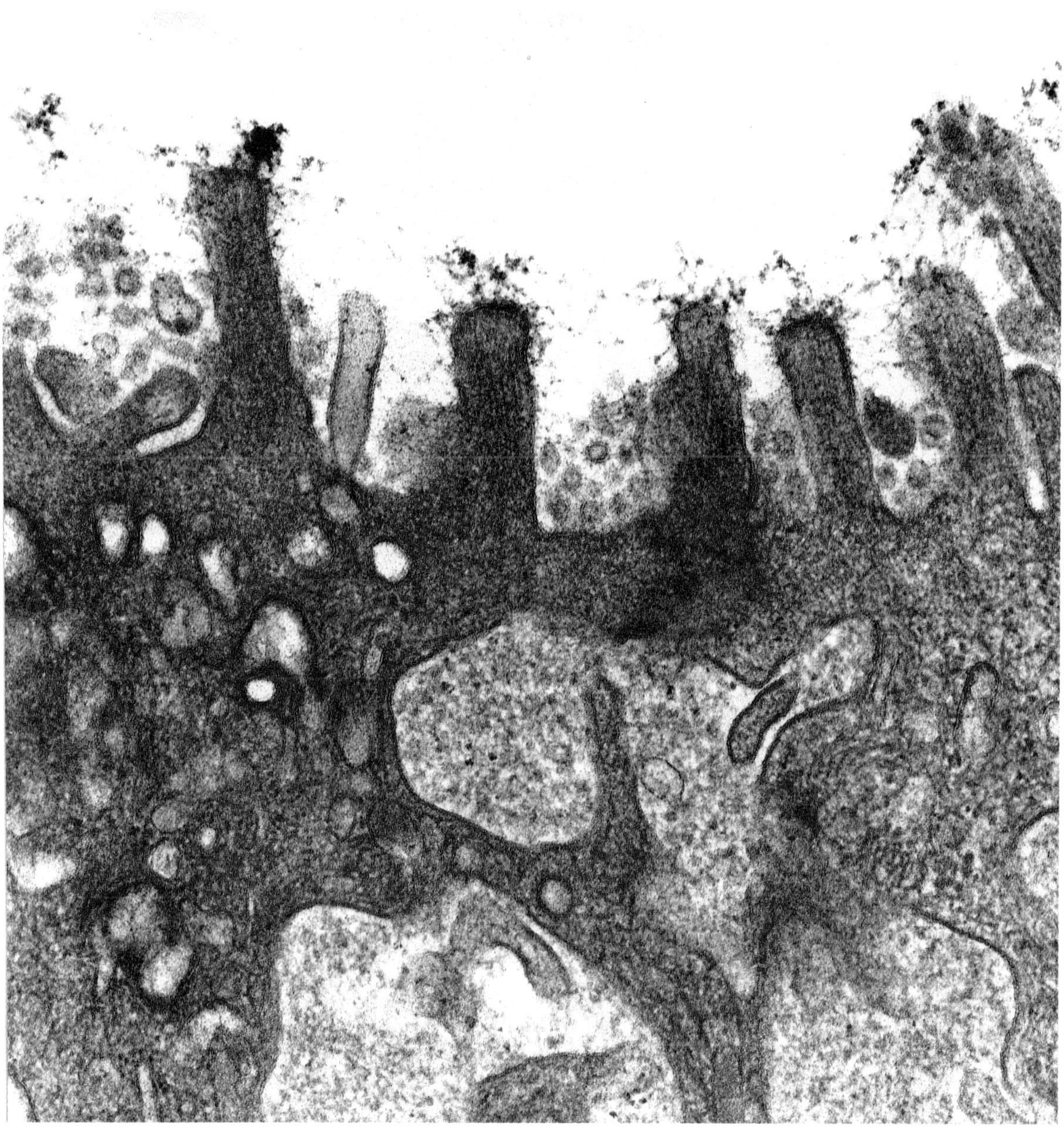

Abb. 50
Umbau des Oberflächenepithels bei chronischer Bronchitis. Zilienverlust. Erhaltene unregelmäßige Mikrovillistruktur. Eröffnung der apikalen Epithelzellverbindungen und der Interzellularspalten. Z. T. verdichtete, z. T. aufgelockerte zytoplasmatische Matrix der Epithelzellen.
Transmissionselektronenmikroskopische Aufnahme
Vergrößerung: 10000 ×

Abb. 51
Mikrovilli des Bronchialepithels bei fortgeschrittenem Zilienverlust. Auf den Kuppen der einzelnen Zytoplasmafortsätze feinfilamentäre Strukturen.
Transmissionselektronenmikroskopische Aufnahme
Vergrößerung: 72000 ×

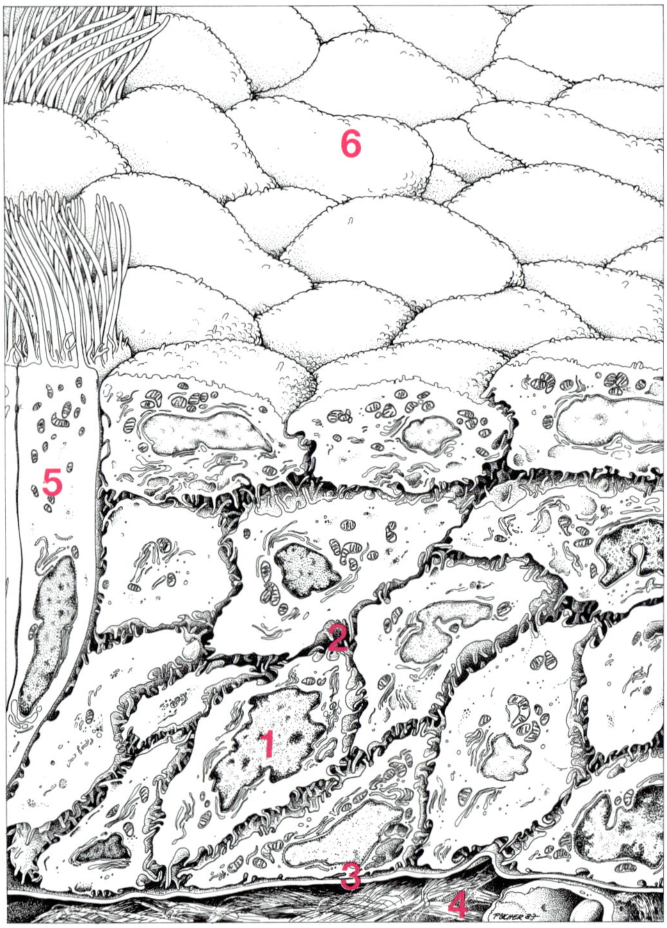

Abb. 52
Chronische Bronchitis mit Epithelumbau. Dreidimensionale Reproduktion. Fortgeschrittene Plattenepithelmetaplasie. Zilienverlust auf der Epitheloberfläche. Fehlende Differenzierung zu Becherzellen. Mehrschichtige Epithelanordnung. Verlust der oberflächlichen interzellulären Kontaktflächen. Erweiterung der Interzellularspalten.

1 = Basalzellen
2 = Erweiterte Interzellularspalten mit Interzellularbrücken und Desmosomen
3 = Basallamelle
4 = Subepitheliale Faserzone
5 = Verbliebene einzelne Zilienzellen
6 = Kopfsteinpflasterähnliche Oberflächenstruktur mit einzelnen Mikrovilli.

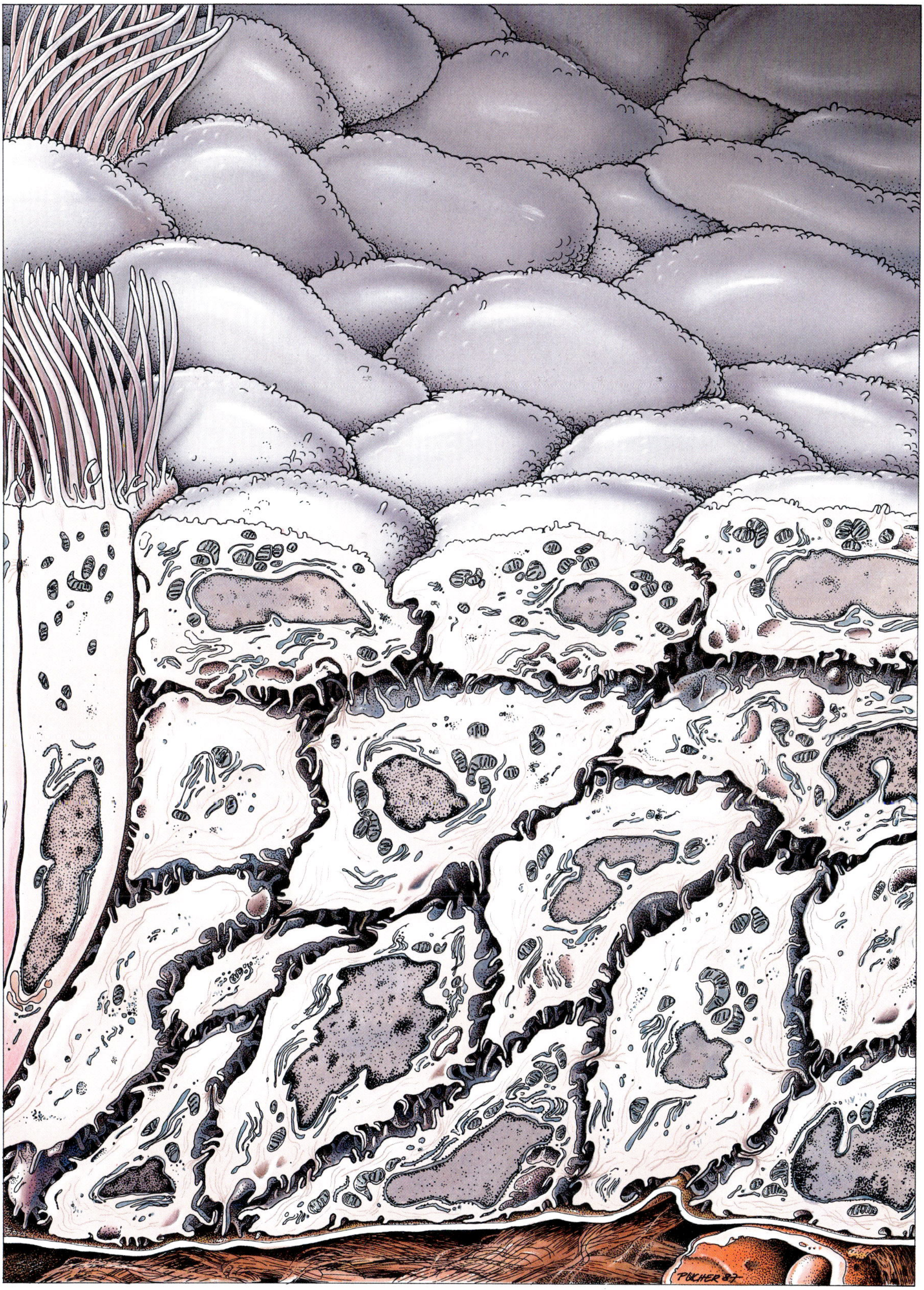

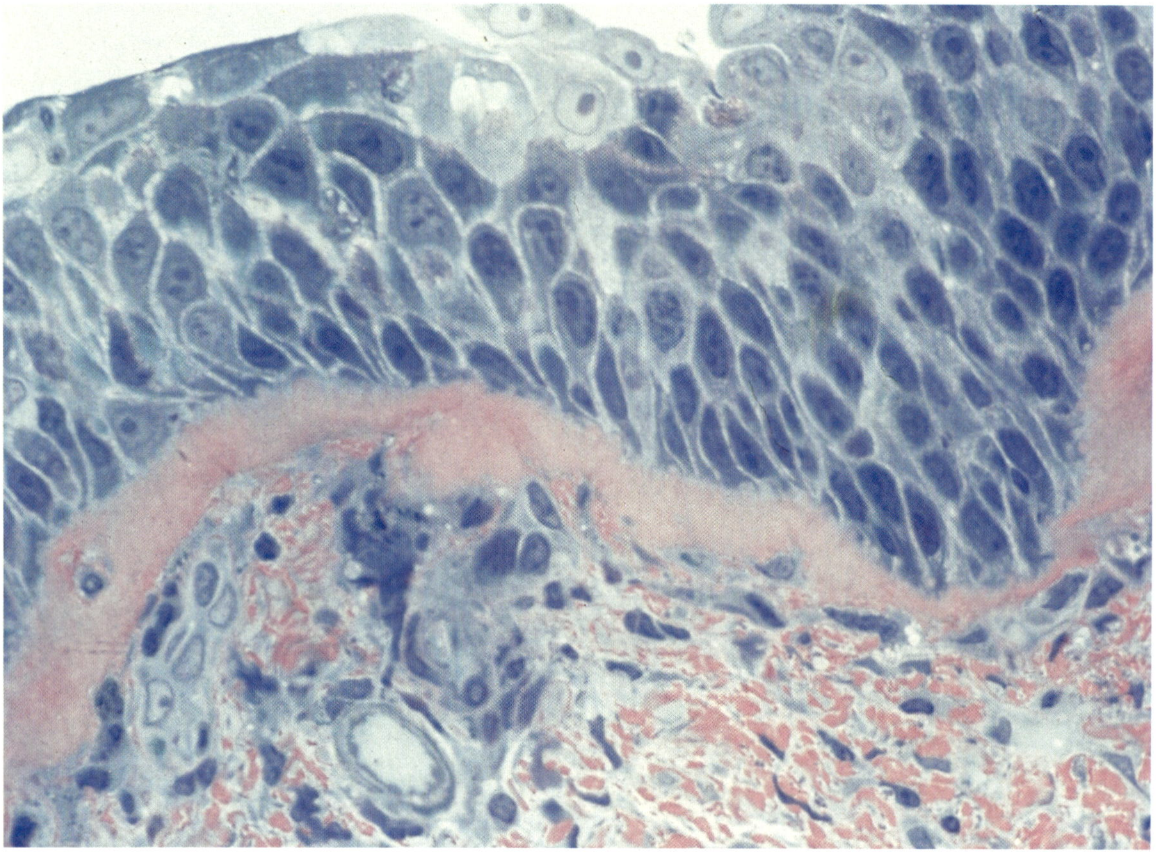

Abb. 53
Plattenepithelmetaplasie bei fibrosierender Bronchitis. Bandartige subepitheliale Fibrose. Geringe Basalzellhyperplasie. Gleichmäßig weite Interzellularspalten in allen Epithelschichten.
Lichtmikroskopische Aufnahme; Semidünnschnitt
Färbung: Basisches Fuchsin und Methylenblau
Vergrößerung: 820 ×

Abb. 54
Plattenepithelmetaplasie. In den Zellen eine Differenzierung wie in den Basalzellen auch in den oberflächlichen Epithelschichten. Interzellularspalten mit Interzellularbrücken und „gap junctions“ und Desmosomen. Wechselnde Größe und Dichte der Zellkerne. Unterschiedlich dichte zytoplasmatische Matrix der Epithelzellen. Im Zytoplasma der Epithelzellen unterschiedlich dicht angeordnete Tonofibrillen.
Transmissionselektronenmikroskopische Aufnahme
Vergrößerung: 11 500 ×

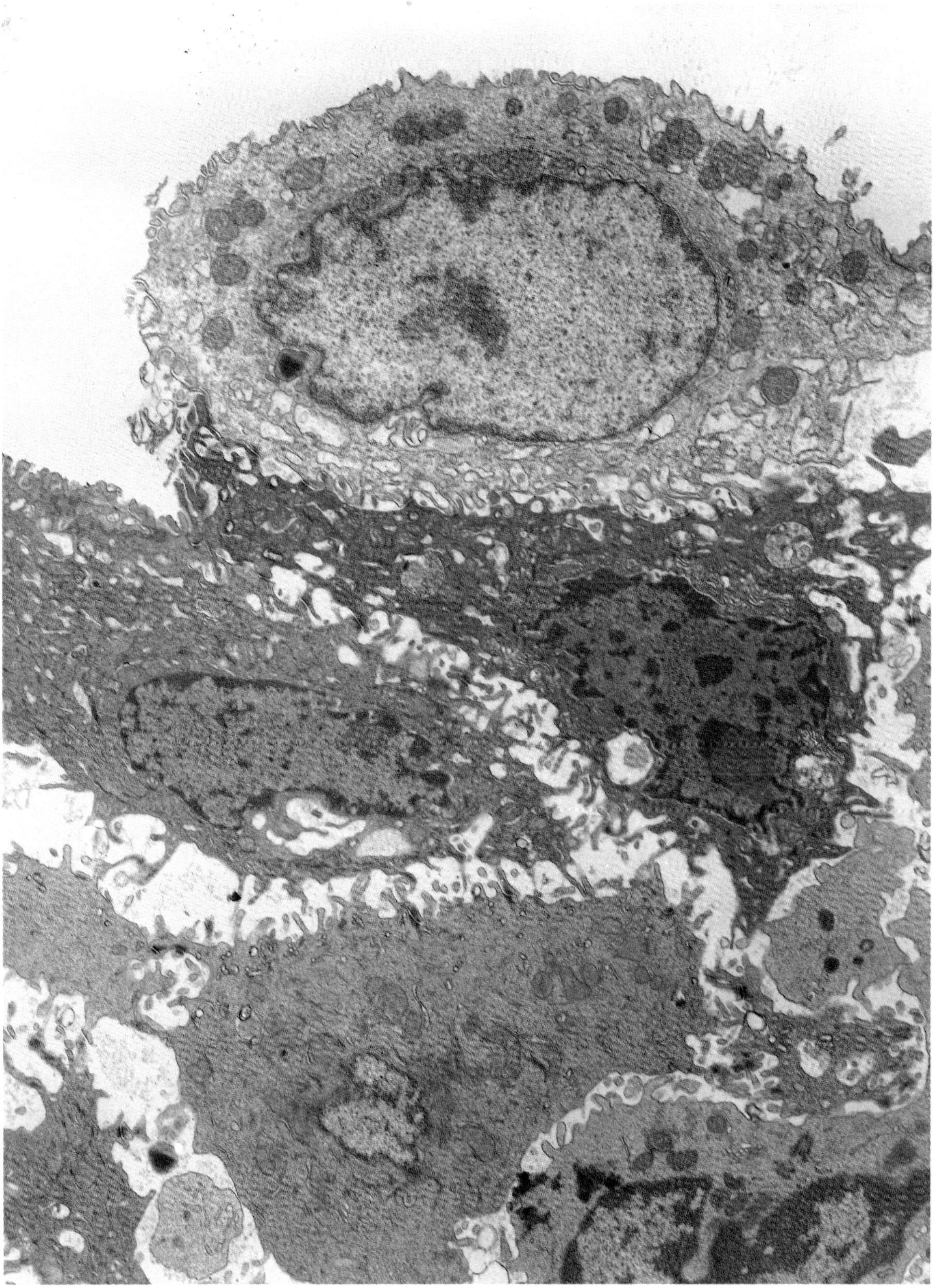

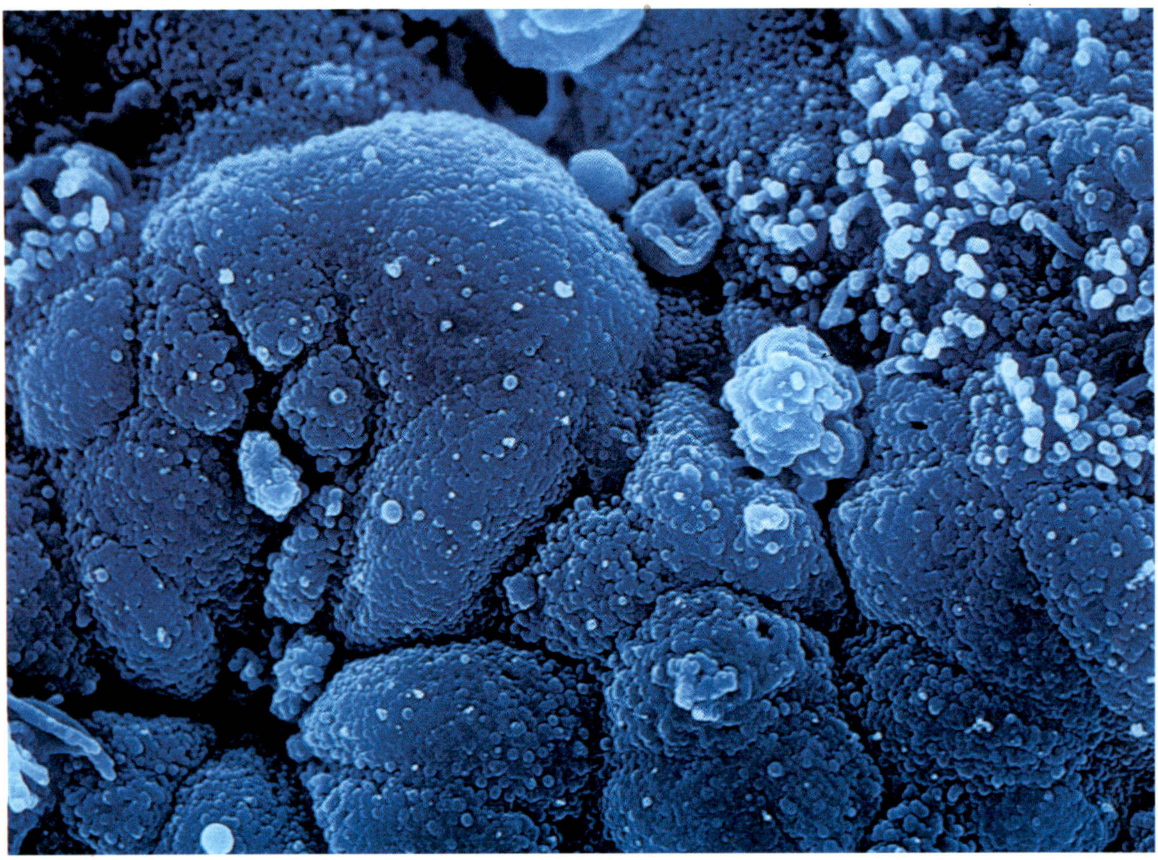

Abb. 55
Oberflächenstruktur bei fortgeschrittenem Epithelumbau. Kopfsteinpflasterähnliche Oberfläche des Bronchialepithels. Am Rand einzelner Zilienzellen stummelförmig verkürzte Zilien.
Rasterelektronenmikroskopische Aufnahme
Vergrößerung: 1700 ×

Abb. 56
Plattenepithelmetaplasie mit Streckung und Abplattung der Epithelzellen in den oberflächlichen Epithelschichten. Auf der Oberfläche eine sich aus dem Epithelverband lösende Zelle. Am linken unteren Bildrand in der mittleren Epithelschicht eine Becherzelle mit retinierten Prosekrettropfen im Zytoplasma.
Transmissionselektronenmikroskopische Aufnahme
Vergrößerung: 18000 ×

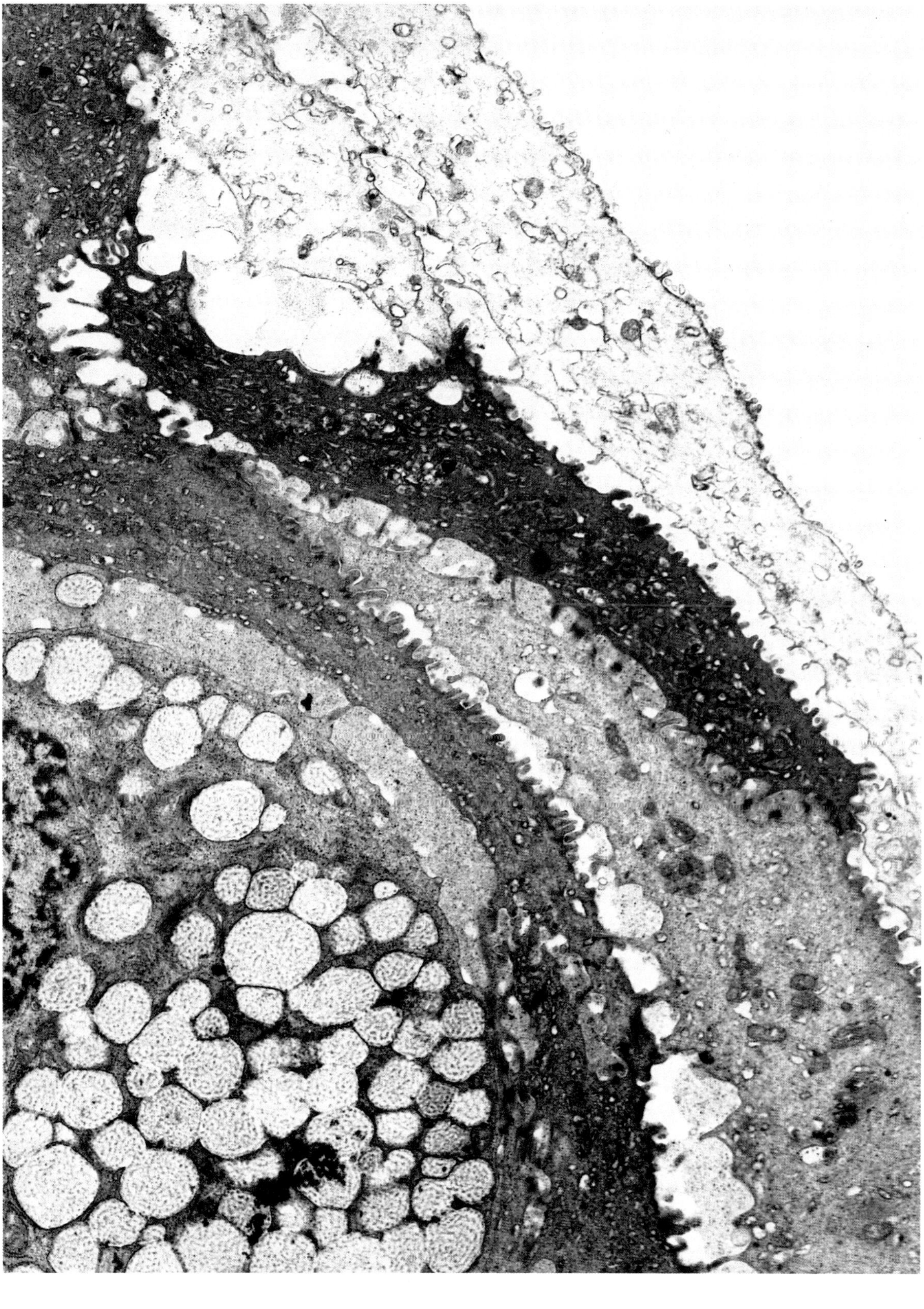

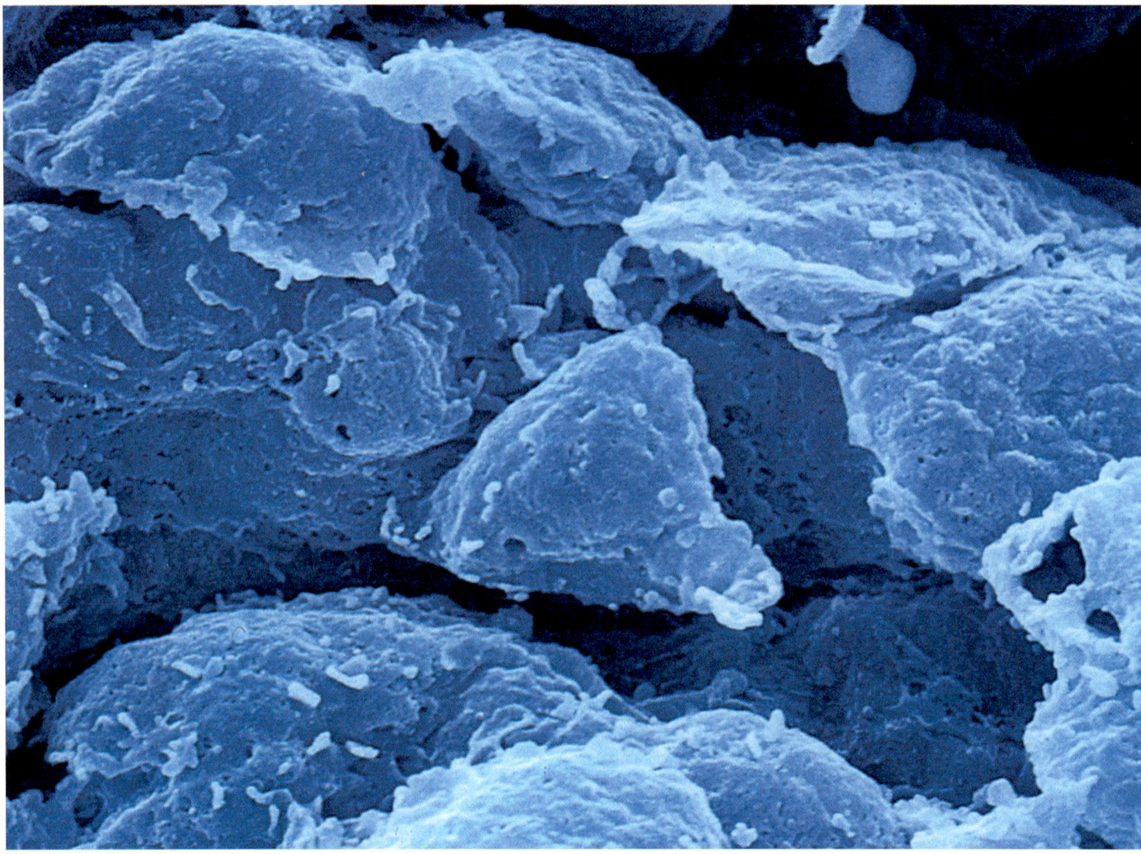

Abb. 57
Vom Epithel abgelöste flach ausgebreitete Zellen im Bereich einer Plattenapithelmetaplasie. Gleichmäßig weit eröffnete Interzellularspalten.
Rasterelektronenmikroskopische Aufnahme
Vergrößerung: 4500 ×

Abb. 58
Bis in die basalen Abschnitte des Oberflächenepithels eröffnete Interzellularspalten bei einer Plattenepithelmetaplasie mit Basalzellhyperplasie. Auf der Oberfläche der Epithelzellen in dichter Anordnung Zytoplasmafortsätze mit Bildung von „gap junctions" und einzelnen Desmosomen.
Transmissionselektronenmikroskopische Aufnahme
Vergrößerung: 7000 ×

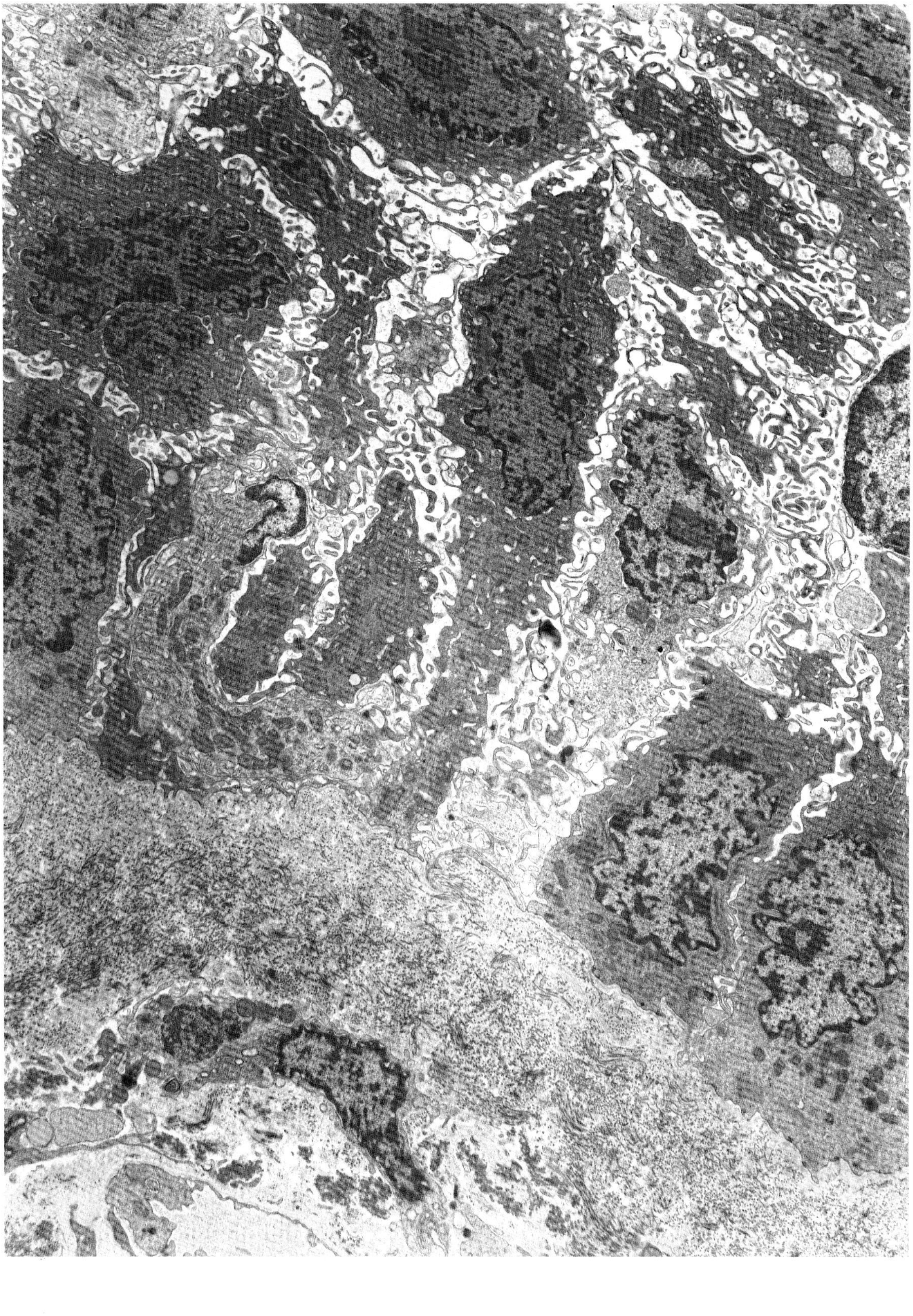

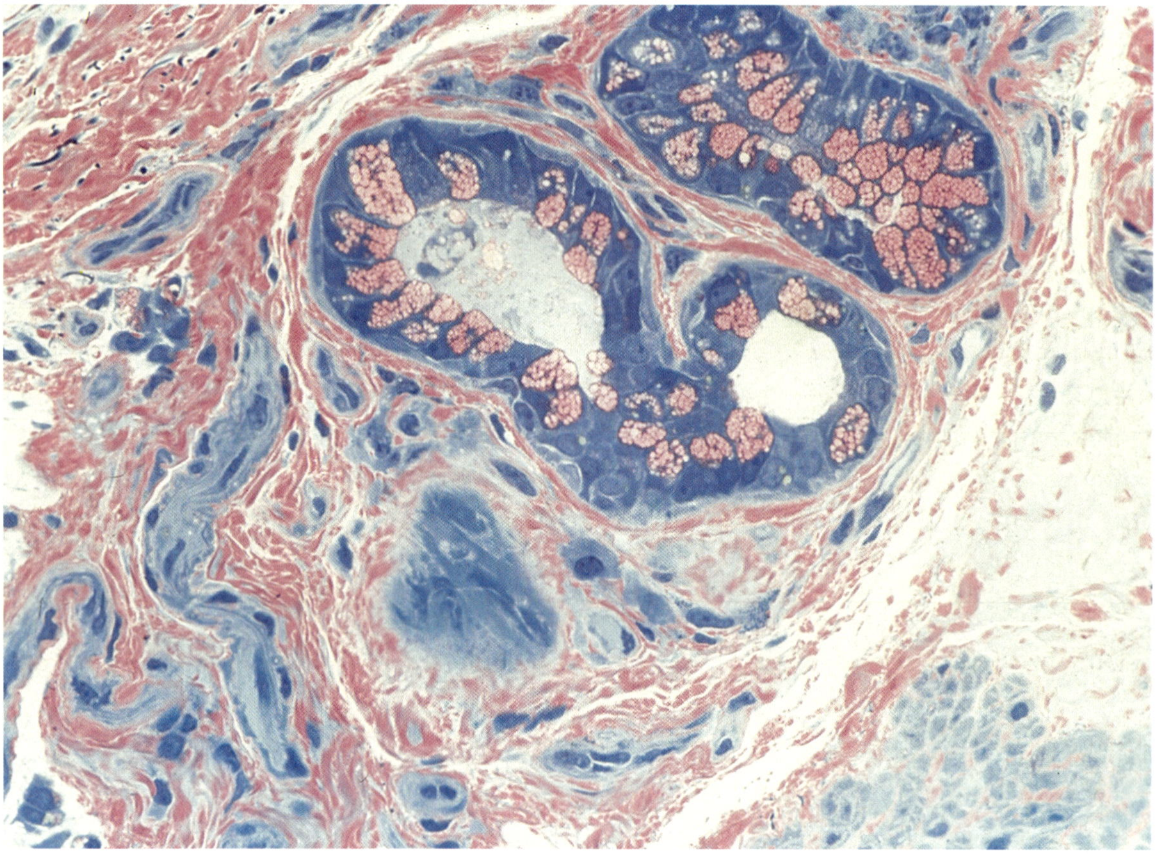

Abb. 59
Fortgeschrittene Atrophie der peribronchialen Drüsen. Reduktion der Drüsenazini in einer breiten Narbenzone. Erweiterung der Azinuslichtung mit Sekretretention.
Lichtmikroskopische Aufnahme; Semidünnschnitt
Färbung: Basisches Fuchsin und Methylenblau
Vergrößerung: 820 ×

Abb. 60
Akute Exazerbation einer chronischen Bronchitis mit Epithelumbau. Diffuse Durchsetzung der Muskulatur und der subepithelialen Bindegewebszone mit granulozytären Infiltraten. Granulozyten durchwandern diffus das Oberflächenepithel.
Lichtmikroskopische Aufnahme
Färbung: Hämatoxylin-eosin
Vergrößerung: 280 ×

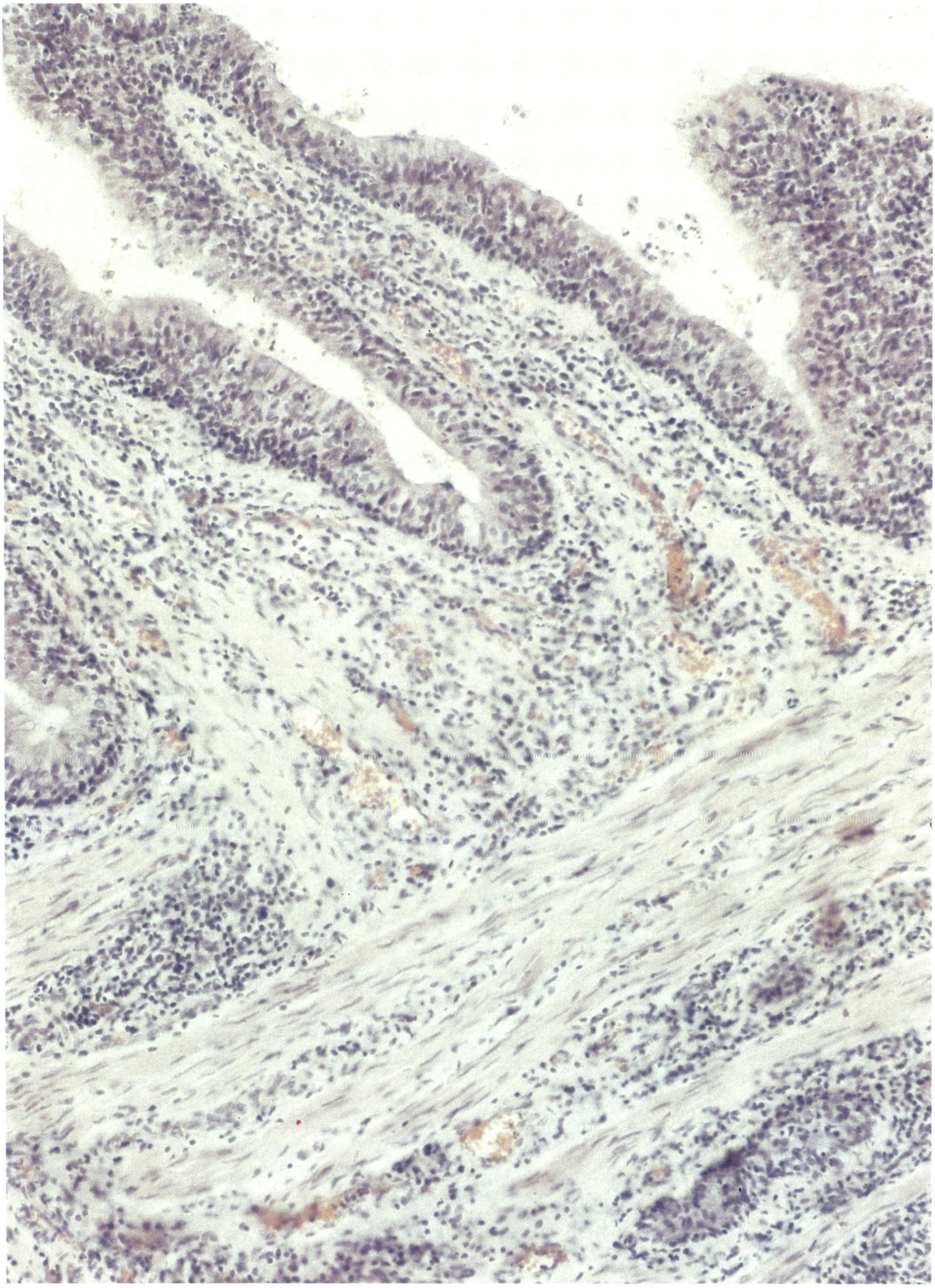

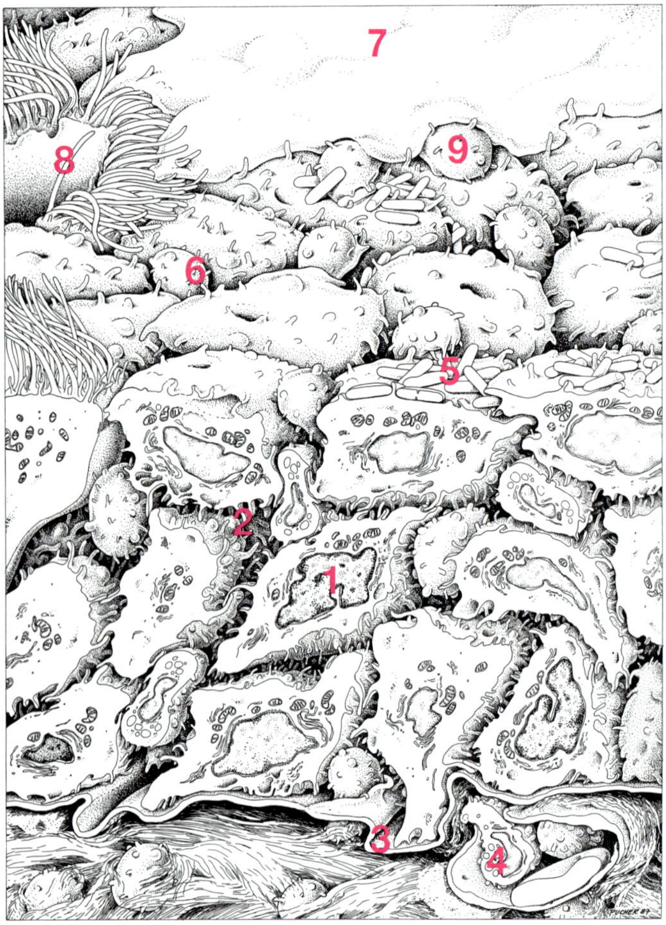

Abb. 61

Akute Exazerbation bei einer chronischen Bronchitis. Dreidimensionale Reproduktion. Durch die Reduktion der Aktivität der bronchialen Reinigung können Bakterien aus der Atemluft am Bronchialepithel haftenbleiben und direkten Kontakt mit der Zellmembran der metaplastischen Epithelzellen gewinnen. Sie induzieren eine akute exsudative Reaktion. Toxische Substanzen und die Bakterienprodukte können bei fortgeschrittenem Epithelumbau durch die erweiterten Interzellularspalten rasch in das subepitheliale Bindegewebe diffundieren und hier die entzündliche Reaktion auslösen.

1 = Metaplastische Epithelzellen
2 = Weite Interzellularspalten bei Plattenepithelmetaplasie
3 = Basallamelle des Oberflächenepithels
4 = Aus der Kapillare auswandernder Granulozyt
5 = Der Zellmembran der oberflächlichen Epithelzellen anhaftende Bakterien
6 = Eröffnung der oberflächlichen Zellkontakte
7 = Zähflüssiger Sekretplaque
8 = Sekretfreisetzung an einer Becherzelle
9 = In das Bronchiallumen eingewanderter Granulozyt

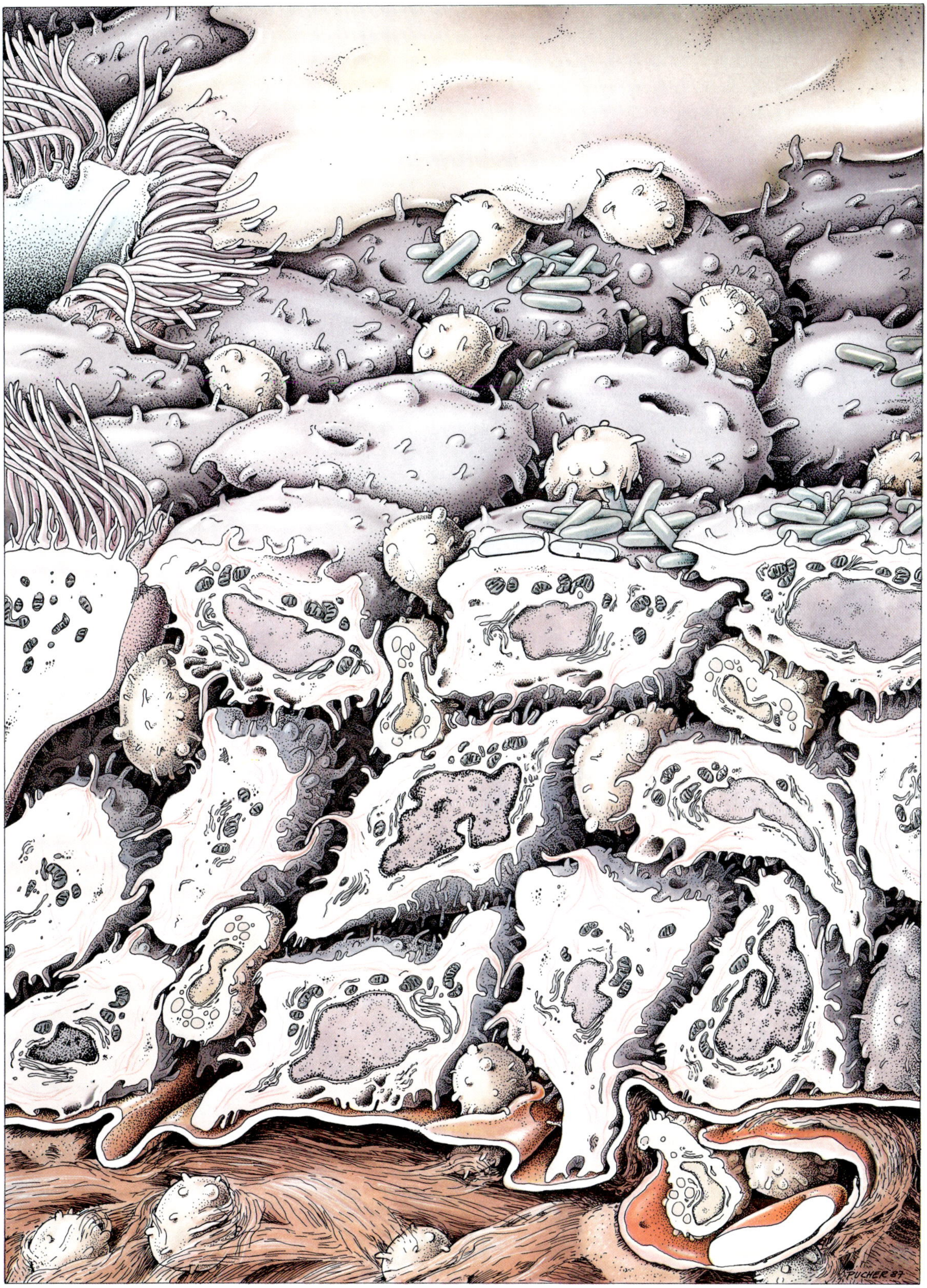
PUCHER 87

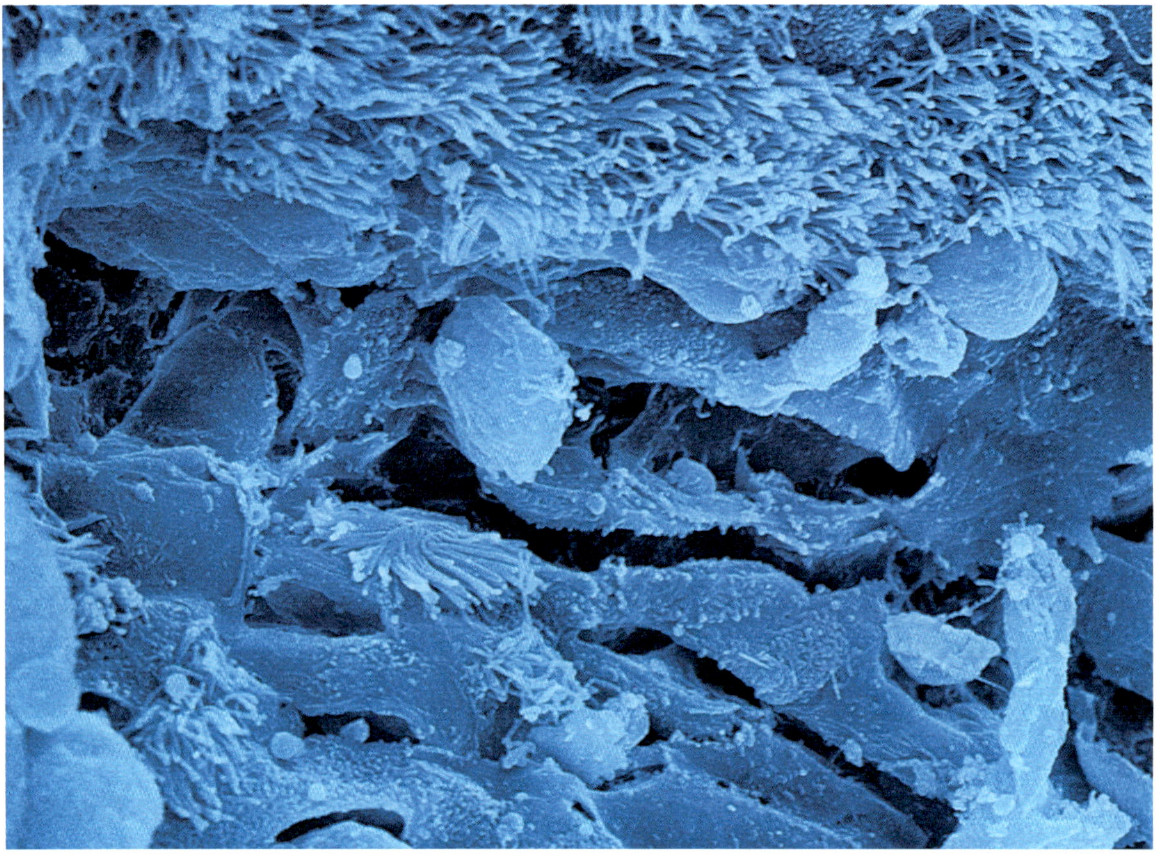

Abb. 62
Akute Exazerbation einer chronischen Bronchitis. Weite Eröffnung der Interzellularspalten auf der Epitheloberfläche. Durch die Epithelspalten treten Granulozyten in die Bronchiallichtung aus.
Rasterelektronenmikroskopische Aufnahme
Vergrößerung: 1600 ×

Abb. 63
Eröffnung der Interzellularspalten und apikalen Epithelzellkontakte bei akuter Exazerbation der chronischen Bronchitis. Leukozyten (Pfeile) wandern aus der subepithelialen Bindegewebszone über die erweiterten Interzellularspalten in die Bronchiallichtung.
Transmissionselektronenmikroskopische Aufnahme
Vergrößerung: 11 000 ×

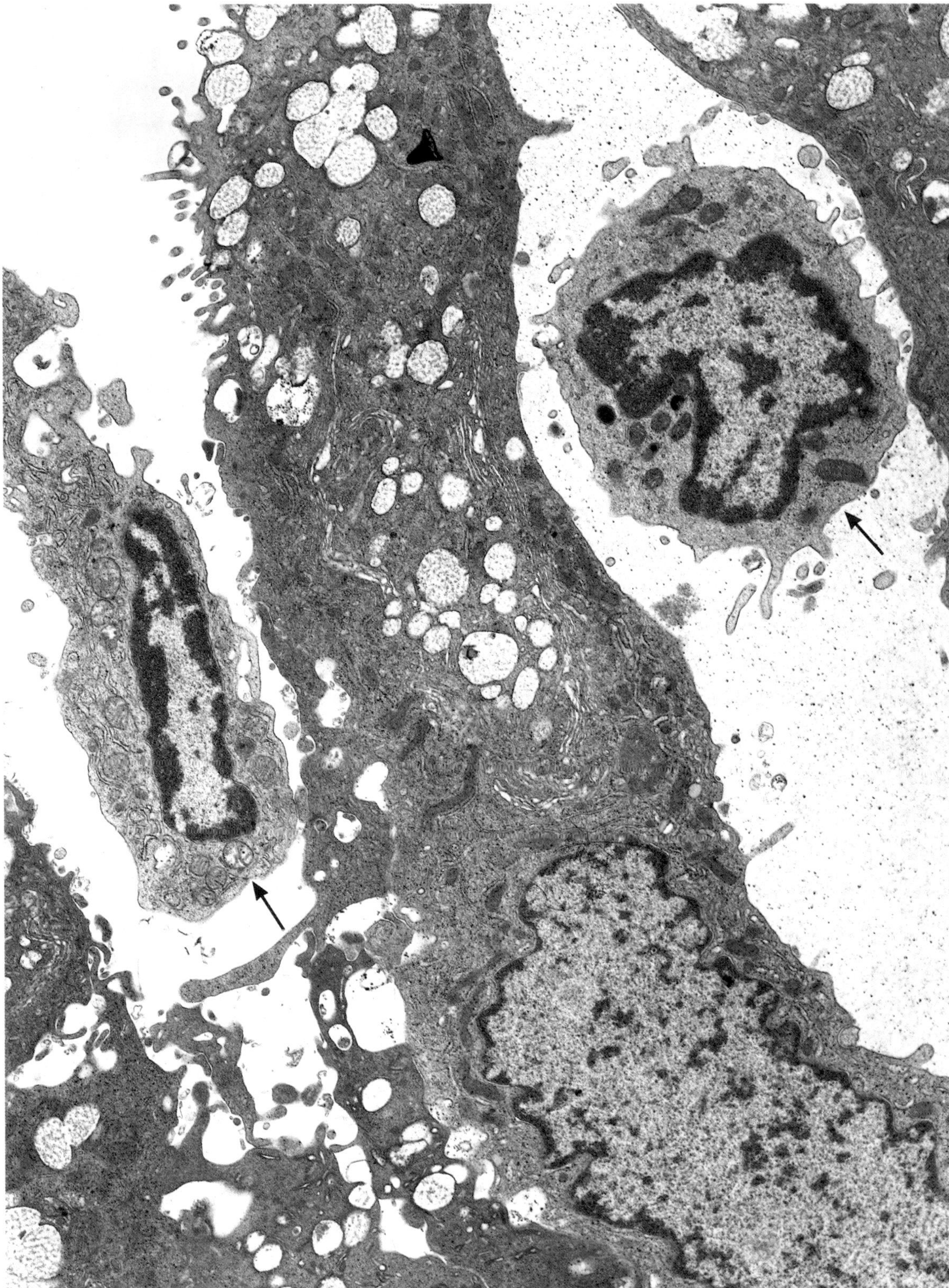

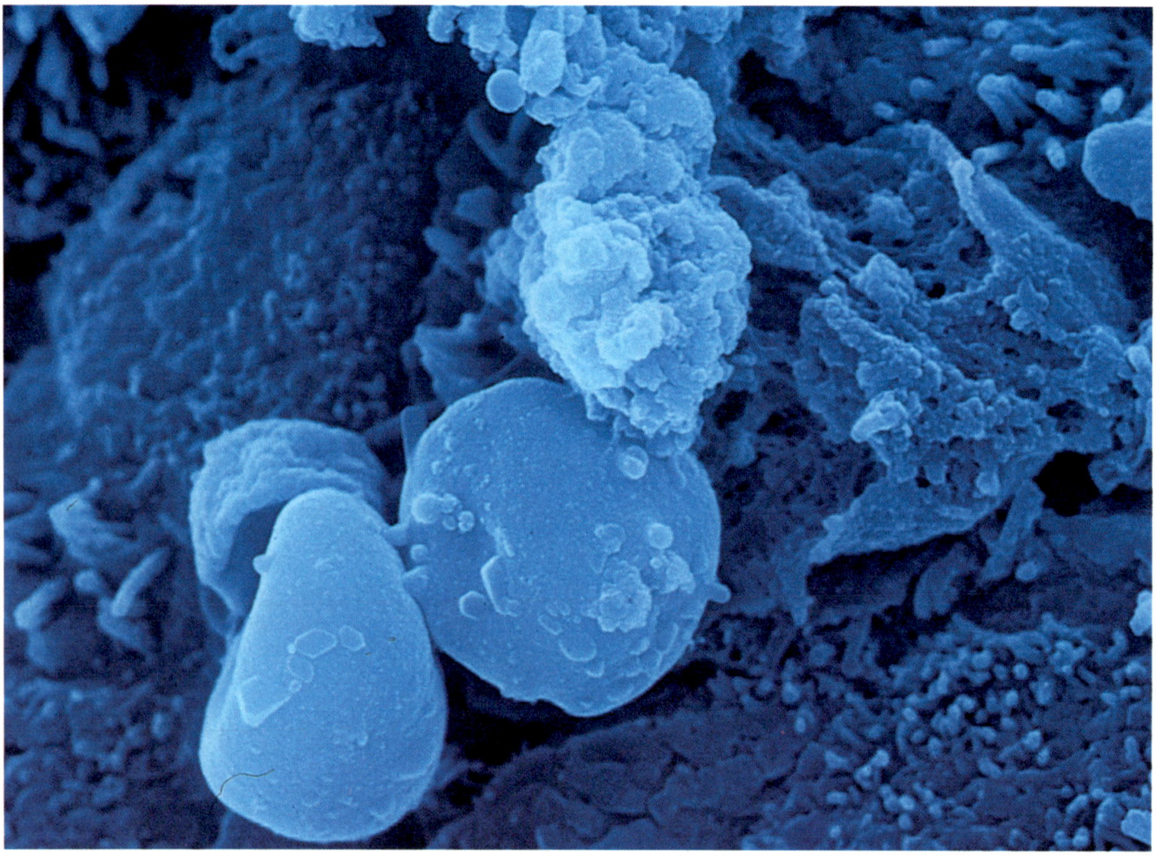

Abb. 64
Akute Exazerbation der chronischen Bronchitis. Schleimhautoberfläche. In die Bronchiallichtung aus den erweiterten Interzellularspalten des Epithels eintretende Granulozyten.
Rasterelektronenmikroskopische Aufnahme
Vergrößerung: 6600 ×

7. Akute Exazerbation der chronischen Bronchitis

Der Verlauf der chronischen Bronchitis wird wesentlich durch akute Exazerbationen bestimmt, bei denen vor allem bakterielle Infektionen die akute Verschlechterung und die Entwicklung schwerer, häufig irreversibler Komplikationen auslösen. Die während des chronischen Krankheitsverlaufes zunehmende Einschränkung der bronchialen Reinigung begünstigt wesentlich die Etablierung der Infektionen. Durch den Verlust des Partikeltransportes über weite Strecken des Bronchialsystems und den Verlust der über dem Epithel angeordneten schützenden Flüssigkeits- und Surfactantschicht können mit der Atemluft aufgenommene Bakterien Kontakt zur Epitheloberfläche gewinnen und dadurch ihre pathogenen Eigen-

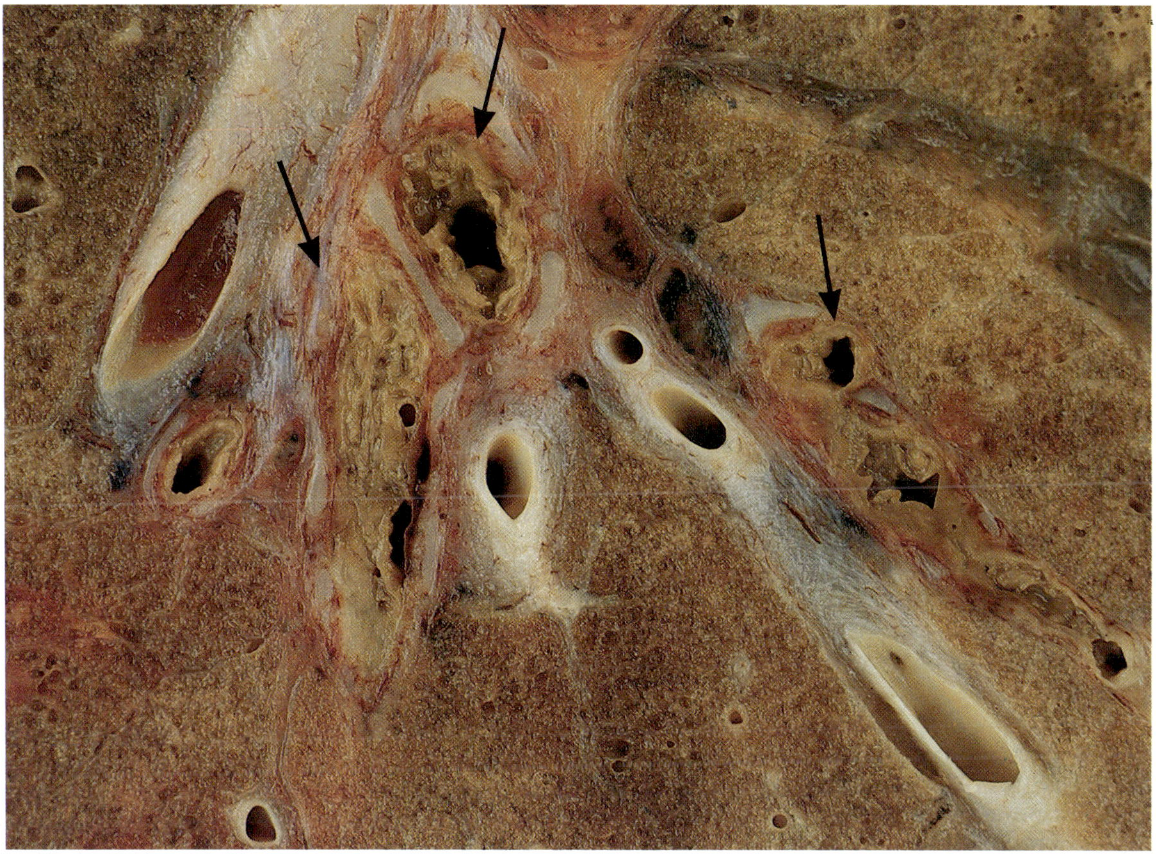

Abb. 65
Mukoziliäre Insuffizienz bei akuter Exazerbation einer chronischen Bronchitis bei einem 67jährigen Patienten. Exitus letalis in der respiratorischen Insuffizienz. Alle tangential eröffneten Bronchien sind mit einem dickflüssigen eitrigen Sekret vollständig ausgefüllt.
Makroskopische Aufnahme eines Lungenabschnittes.
Fixation des Organs über das Gefäßsystem.

schaften entfalten. Die therapeutisch induzierte Regeneration des Surfactant unterstützt damit entscheidend die antibakterielle Therapie mit Antibiotika.

Die akute Exazerbation ist durch ein Schleimhautödem, eine Aktivierung der Sekretproduktion und durch granulozytäre Infiltrate im subepithelialen Bindegewebe gekennzeichnet. Durch das Oberflächenepithel wandern aus dem Bindegewebe massiv Granulozyten in das Bronchiallumen aus und vermischen sich mit dem zähen Sekret, so daß ein eitriges, gelbes Sputum entsteht. Es ist anzunehmen, daß im Zuge der chronisch vernarbenden Entzündung durch Änderung der Diffusionsverhältnisse am Kapillarbett in der Bronchialwand und durch Änderung der Besetzung der Schleimhaut mit immunkompetenten Zellen auch die Fähigkeit zur ortsständigen Infektabwehr reduziert wird.

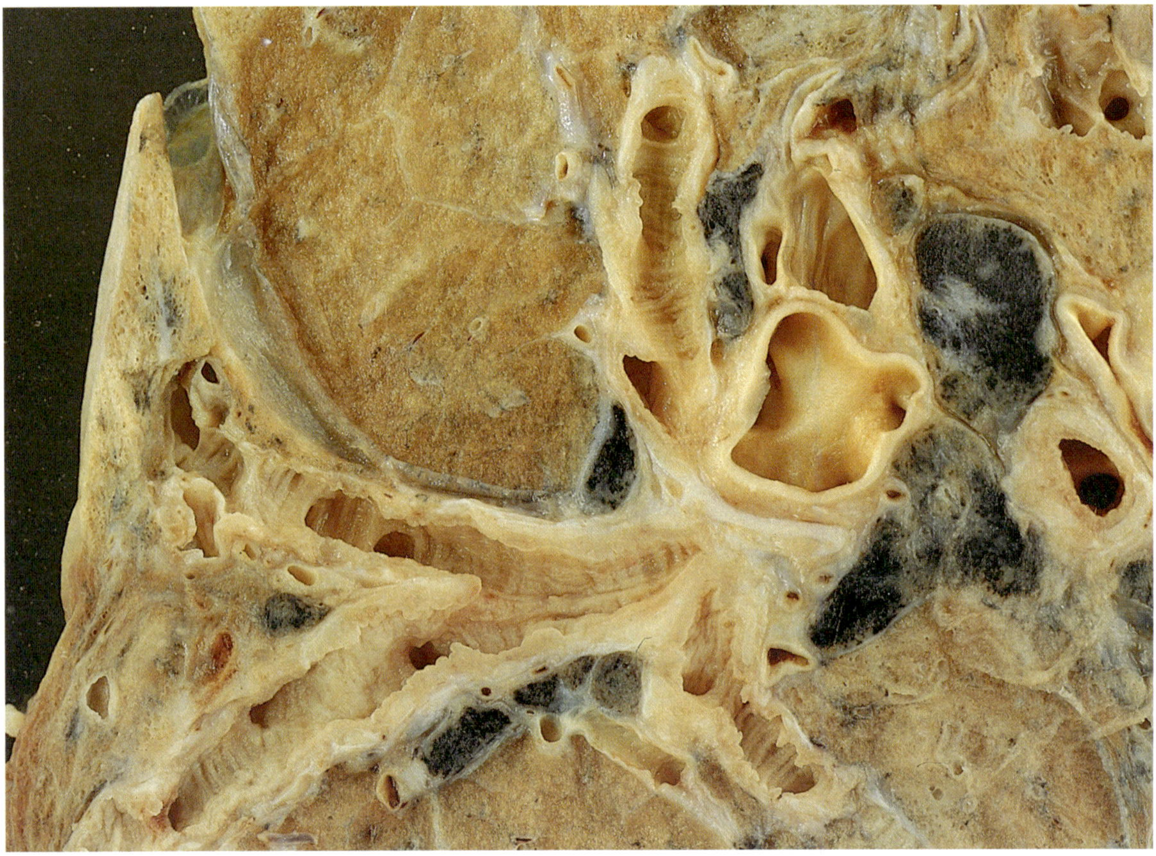

Abb. 66
Zylindrische Bronchiektasen und Bronchiolektasen bei chronischer Bronchitis. Ausgeprägte Erweiterung der Lumina der Bronchien bis in die Subepithelialen Lungenabschnitte. In den Bronchien quergefaltete und längsgeriffelte Schleimhaut. Neben den Gefäßabschnitten peribronchiale Lymphknoten mit anthrakotischen Pigmenteinlagerungen.
Makroskopische Aufnahme eines Lungenanschnittes.
Fixation des Organs über das Gefäßsystem.

8. Bronchiektasen

Eine irreversible Erweiterung der mittleren und kleineren Bronchien wird als Bronchiektasie bezeichnet (Hartung 1983). Sie wird in der Regel von einer Entzündung der Bronchialwände und häufig auch des umliegenden Lungengewebes begleitet. Dabei können zylindrische und sackförmige Bronchiektasen als Hauptformen und spindelige und variköse als seltene Formen abgegrenzt werden. Die Ausbreitung ist variabel. Die Bronchiektasen können z. T. über größere Lungenabschnitte ausgebreitet sein. Bei den zylindrischen Bronchiektasen können nur umschriebene Lungensegmente getroffen sein, oder sie können sich in den Lungenlappen beidseitig ausbilden. Der Grad und die Ausdehnung der entzündlichen Reaktionen bestimmt bei den Bronchiektasen den Verlauf und die Ausbildung der Komplikationen, wie metastatische Hirnabzesse und die Entwicklung eines Cor pulmonale. Der Schweregrad und die Komplikationsfähigkeit kann durch eine gezielte systematische und antibiotische Therapie wesentlich gesenkt werden. Die Häufigkeit der Bronchiektasen hat durch diese therapeutischen Maßnahmen in den letzten 20 Jahren deutlich abgenommen. Die Ätiologie der Veränderung ist nicht in allen Fällen eindeutig festzulegen. Eine infektiöse Ursache ist bei etwa 60 bis 90 % der Fälle anzunehmen (Bartmann 1980). Es handelt sich dabei um sekundäre, erworbene Formen, die als Folge der typischen Kinderkrankheiten wie Masern, Scharlach und Keuchhusten oder durch andere vorwiegend virale Infektionen entstehen. Die umschriebenen Formen werden überwiegend durch Pneumonien, Tuberkulose oder durch Fremdkörperaspiration ausgelöst. Erste Erscheinungen können häufig schon vor dem 3. Lebensjahr beobachtet werden (Clark 1963).

8.1. Zylindrische Bronchiektasen

Die zylindrischen Bronchiektasen bilden die häufigste Form. Sie können schon im jugendlichen Alter auftreten und entwickeln sich überwiegend, zu etwa 80 %, dorsobasal in den Lungenunterlappen, seltener in der Lingula und im rechten Mittellappen.

Im Bereich der 6. bis 10. Teilungsgeneration des Bronchialbaums besteht eine hochgradige Erweiterung der Bronchien bei in der Regel wesentlich eingeschränktem Verzweigungsmuster. In der Bronchialschleimhaut sind unterschiedlich dichte Infiltrate aus Lymphozyten und Plasmazellen ausgebildet. Bei einer akuten Exazerbation sind alle Schleimhautschichten mit polymorphkernigen Granulozyten durchsetzt, die massiv in die Bronchiallichtung auswandern. Ausgedehnte Vernarbungen mit Verziehungen der Schleimhaut können auftreten, in denen eine ausgeprägte Atrophie der peribronchialen Drüsen besteht. Im Oberflächenepithel kommen Becherzellen vermehrt vor. Daneben haben sich in unterschiedlich breiten Flächen Plattenepithelmetaplasien ausgebildet. Es besteht ein ausgeprägter Sekretstau, in dem Verkalkungen und sekundäre Pilzbesiedlungen vorkommen können. Proximal der Stenosen wird als relativ charakteristische Veränderung in etwa der Hälfte der Fälle eine destruierende, vernarbende und obliterierende Bronchiolitis beobachtet.

8.2. Sackförmige Bronchiektasen

Die sackförmigen Bronchiektasen entwickeln sich in den mittleren Bronchien und enden bei verschlossenen Seitenzweigen in Gruppen aufgetriebener Hohlräume (Hartung 1983), in deren Wände ein Verlust der spezialisierten Epitheldifferenzierung durch die ausgeprägte Entzündung und Vernarbung entsteht. Die Reste der peripheren Bronchien werden in faserreiche Bindegewebszonen mit Knorpelresten und vereinzelten Epithelzysten narbig umgewandelt. Die benachbarte Alveolarstruktur ist atelektatisch und zeigt eine narbige Induration.

Die sackförmigen Bronchiektasen können in allen Altersstufen auftreten. Sie sind aber häufiger im Erwachsenenalter und in höheren Altersstufen anzutreffen. Sie können in allen Lungenabschnitten ohne Bevorzugung bestimmter Anteile vorkommen und sind häufiger umschrieben und Bronchostenosen zugeordnet.

8.3. Andere Formen von Bronchiektasen

Die varikösen Bronchiektasen entstehen aus einer Kombination sackförmiger und zylindrischer Erweiterungen des Bronchialsystems. Die variköse Deformierung der Bronchiallichtung wird durch eine örtliche, ringförmige Konstriktion der Bronchialwand mit dazwischen ange-

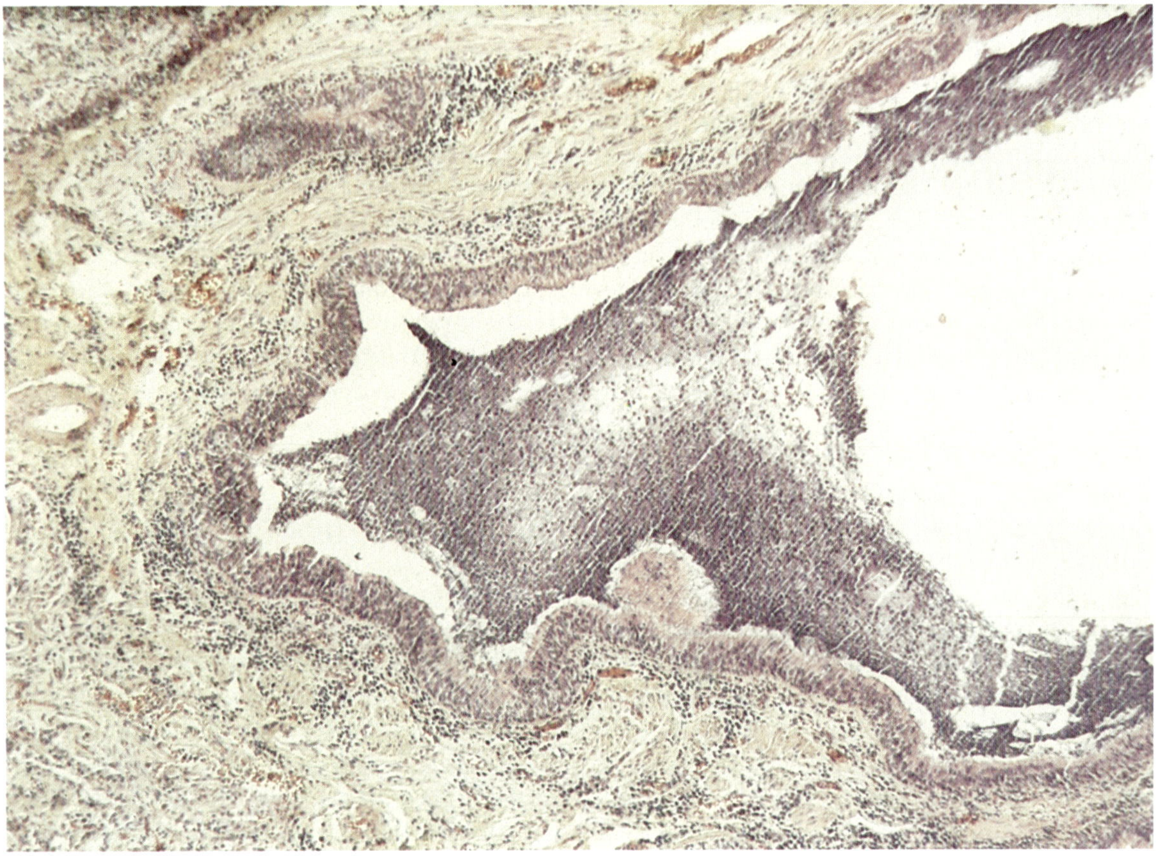

Abb. 67
Eitrige Entzündung bei Bronchiektasie. Dichte entzündliche Infiltrate in der Schleimhaut eines stark erweiterten Bronchus mit Anfüllung des Lumens mit eitrigem Sekret.
Lichtmikroskopische Aufnahme
Färbung: Hämatoxylin-Eosin
Vergrößerung: 120 ×

Abb. 68
Sackförmige Bronchiektasen mit teils hypertrophischer, teils atrophischer Schleimhaut.
Makroskopische Aufnahme eines Lungenanschnittes.
Fixation des Organs über das Gefäßsystem.

ordneten stark erweiterten Abschnitten hervorgerufen.

Hinter oft hilusnahen Bronchusstenosen bei narbiger Lichtungseinengung z. B. nach Fremdkörperaspiration oder hinter Geschwülsten, entstehen poststenotische Bronchiektasen. Die Ektasie wird zunächst durch einen ausgeprägten Sekretstau hervorgerufen und ist dann noch reversibel. Die zunehmende Wanddestruktion durch die begleitende Entzündung führt erst danach zu einer irreversiblen Lichtungserweiterung.

Durch Narbenzug können sich z. B. im Bereich von Pleuraschwarten und bei chronischer vernarbender Pneumonie atelektatische Bronchiektasen ausbilden.

Bronchiolektasen sind nach rezidivierenden Bronchopneumonien und im Verlauf von Lungengerüsterkrankungen wie bei der interstitiellen Lungenfibrose und der Sarkoidose zu beobachten, bei denen die primär im Alveolarsytem ablaufenden Entzündungen sekundär auf die Bronchialwände übergreifen.

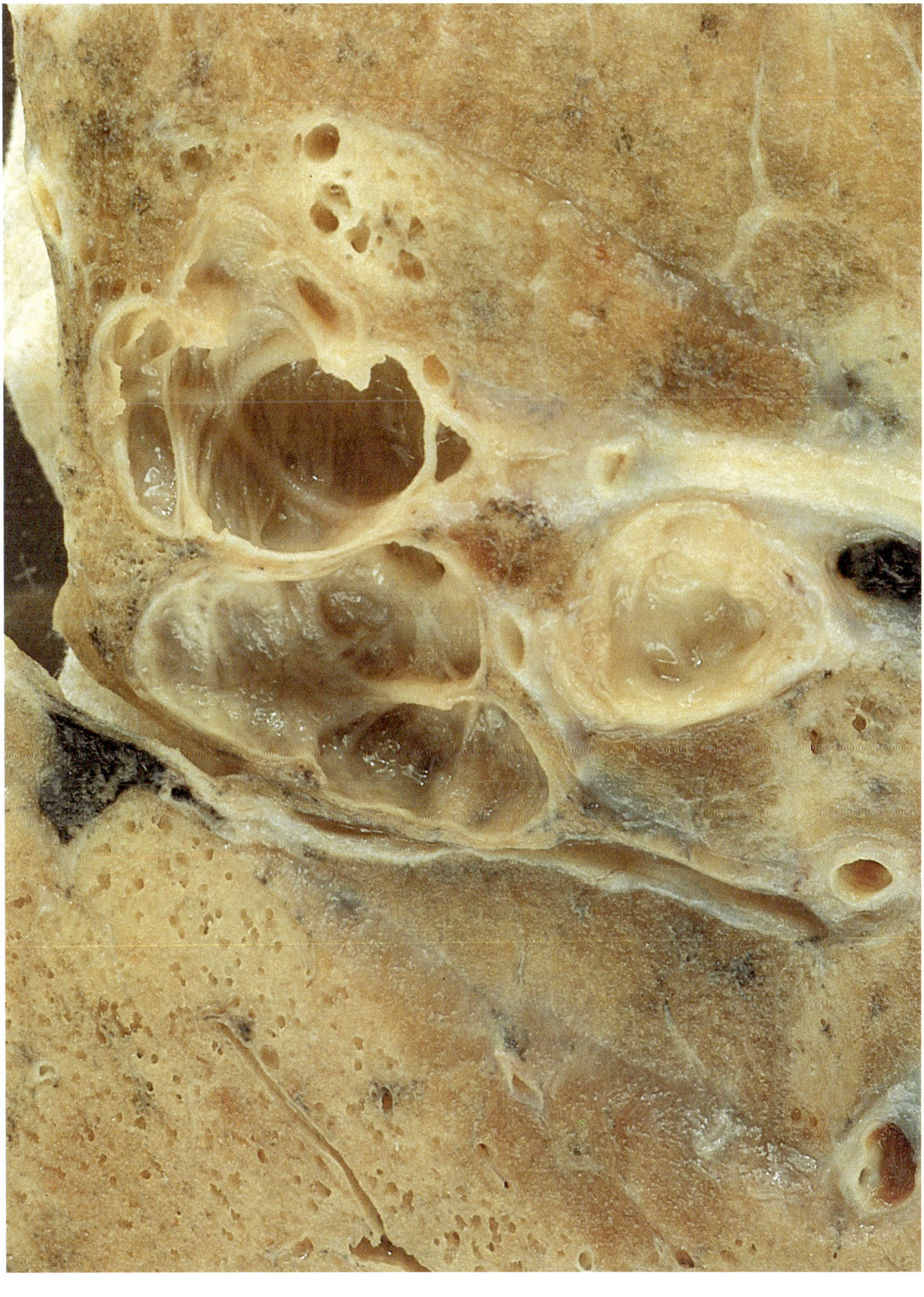

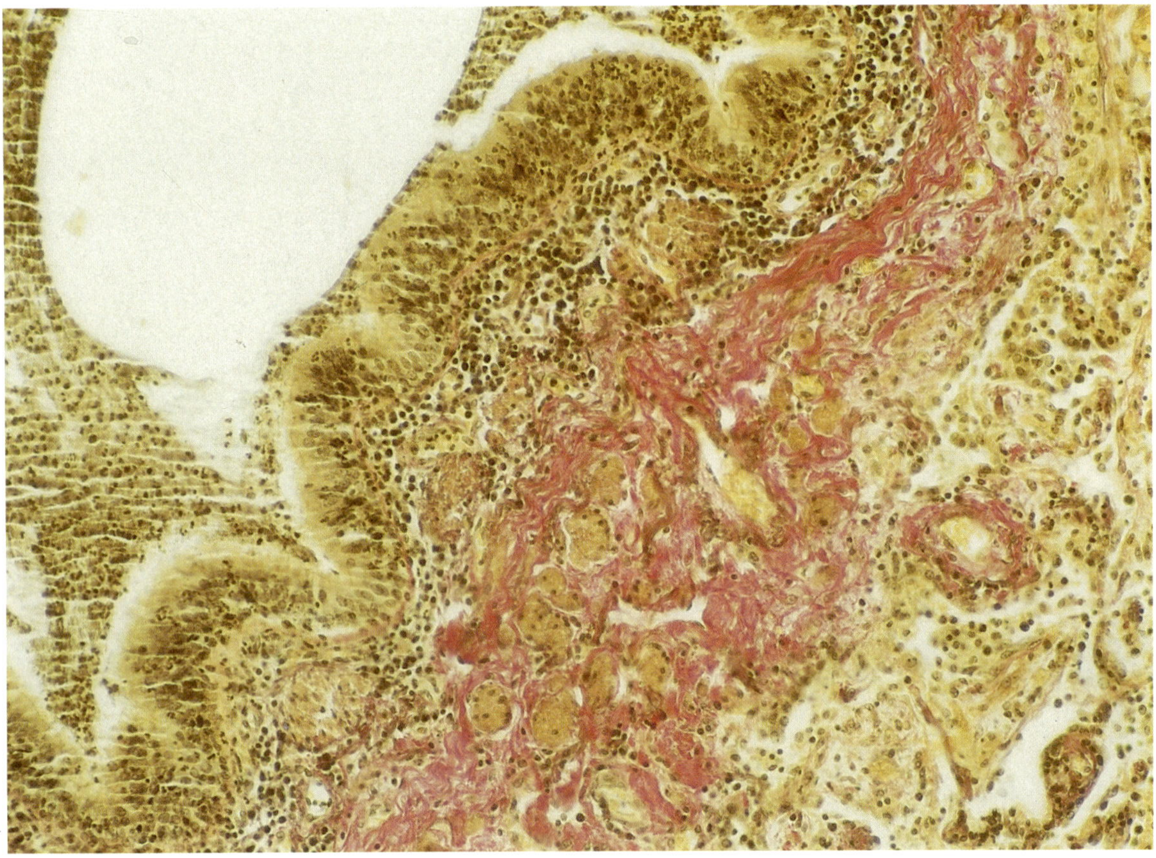

Abb. 69
Wand eines Bronchus bei Bronchiektasie. Unterschiedlich dichte Vernarbung in der Bronchialwand. Daneben als Ausdruck der floriden entzündlichen Reaktion vor allem subepithelial angeordnete entzündliche Infiltrate. Eitriges Sekret in der Bronchuslichtung.
Lichtmikroskopische Aufnahme
Färbung: van Gieson
Vergrößerung: 240 ×

Abb. 70
Sackförmige Bronchiektasen. Unterlappenresektat bei einem 47jährigen Patienten. Exzessive Erweiterung des Bronchialsystems. Anfüllung der Bronchiallichtungen mit eitrigem Sekret. Weitgehende Verdrängung des Alveolarsystems.
Makroskopische Aufnahme des Operationspräparates.

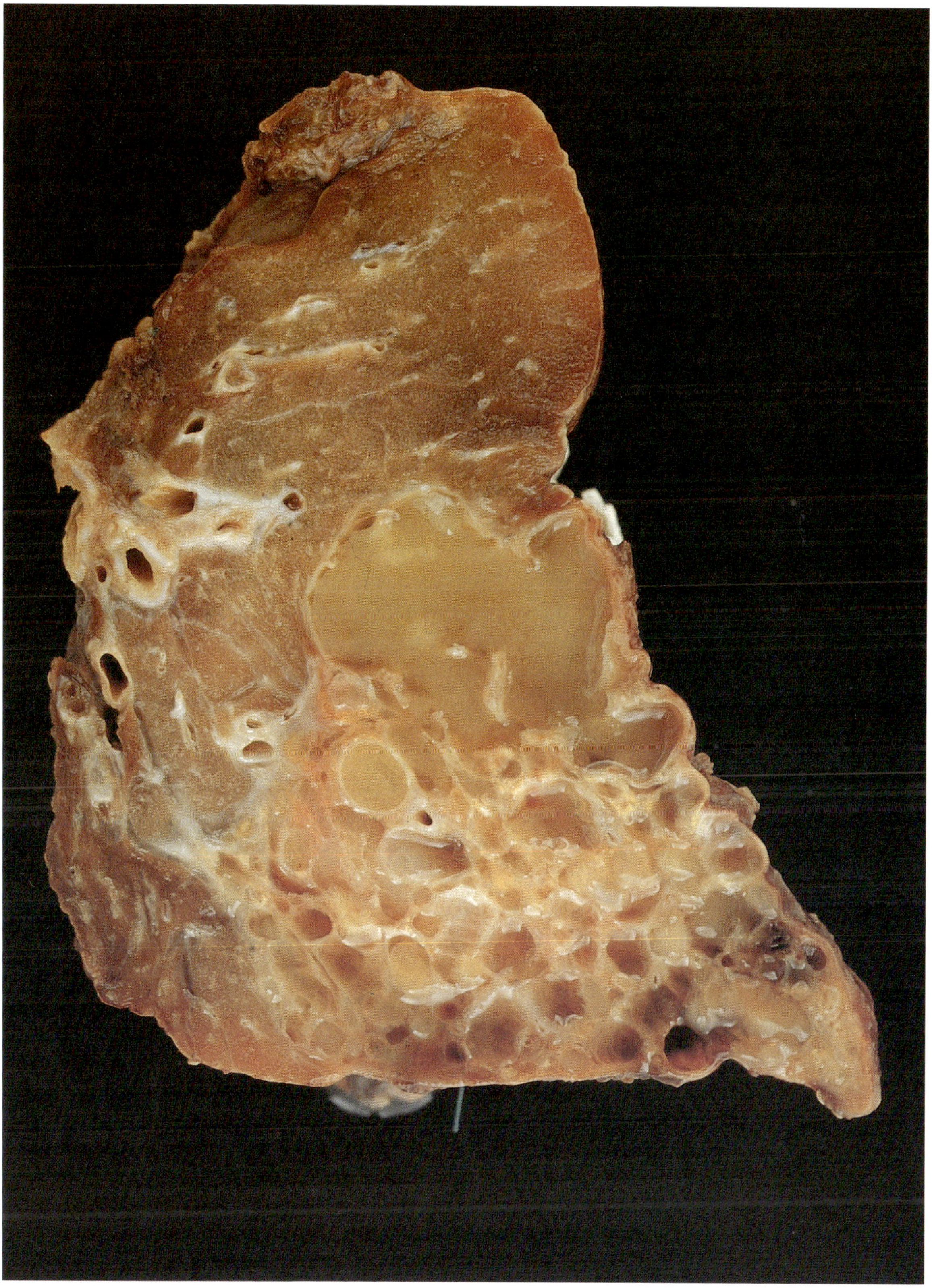

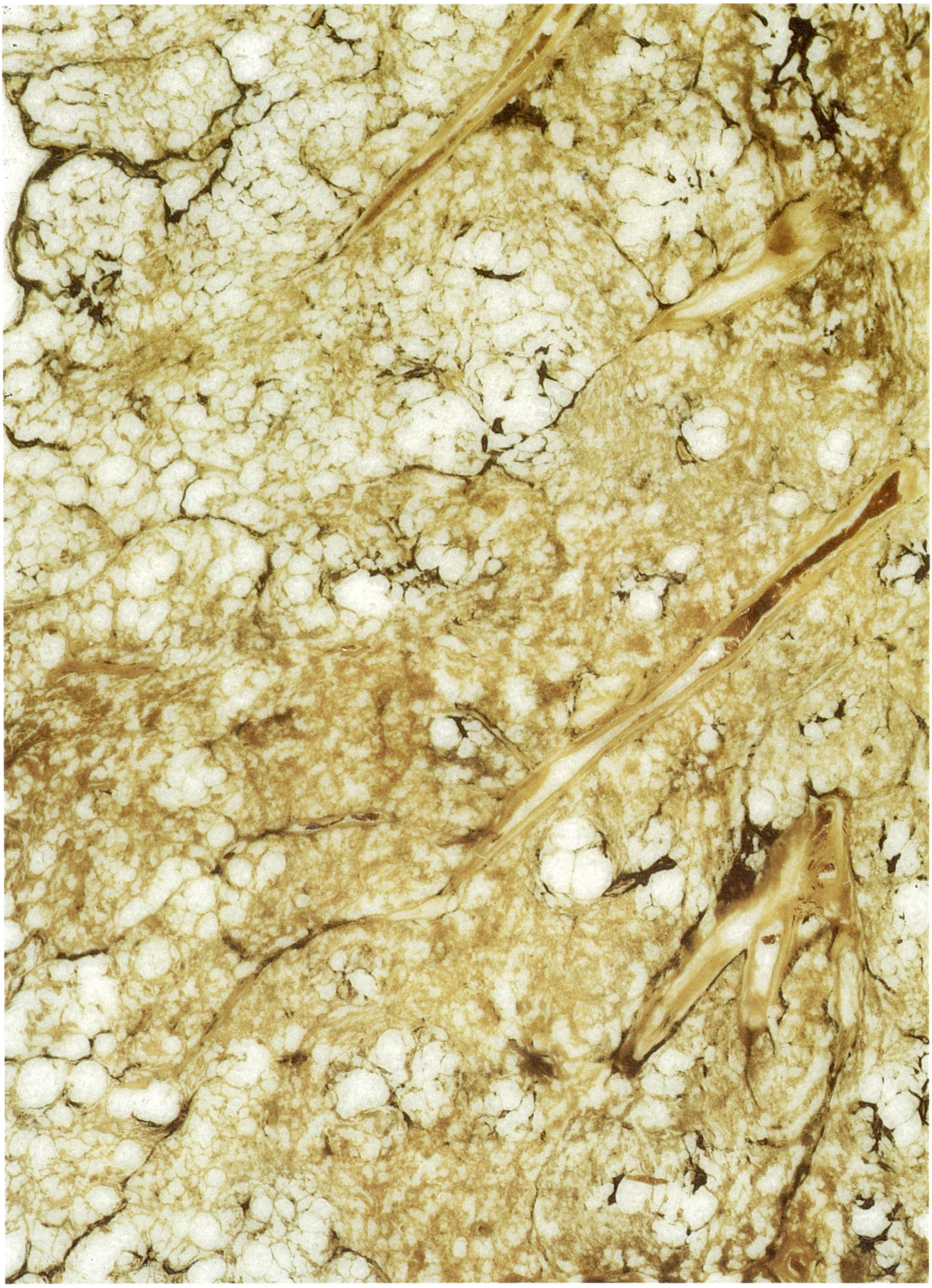

9. Folgen der chronischen Bronchitis

Die Folgen der chronischen Bronchitis werden durch die Atemwegsobstruktion bestimmt, die als Erhöhung des Strömungswiderstandes in den Atemwegen aufzufassen ist. Die Obstruktion ist damit die wesentliche patho-physiologische Störung der Atemfunktion und hat zu der klinischen Differenzierung der Bronchitis mit und ohne Atemwegsobstruktion geführt. Die obstruktive Form der Bronchitis kann zum Lungenemphysem führen.

Die beschriebenen, morphologisch faßbaren, im Zuge der entzündlichen Reaktion in der Bronchialwand auftretenden Einzelkomponenten tragen zur Atemwegsobstruktion bei, wie die Änderung der Bronchialsekretion, die Einschränkung des Sekrettransportes, die protrahierte Vernarbung in der Bronchialschleimhaut und eine Änderung des Muskeltonus. Dabei können im Einzelfall und in den verschiedenen Stadien der protrahierten Entzündung bestimmte dieser Komponenten die Obstruktion prägen.

Für die Erhöhung des Strömungswiderstandes bei der chronischen Bronchitis ist die Stenoseform und die Weite der Luftwege von entscheidender Bedeutung, weil bei der Durchströmung der Widerstand eines Rohres umgekehrt proportional der 4. Potenz des Radius ist (Hartung 1983). Bei der Bronchitis sind nach funktionsanalytischen Untersuchungen die Einengungen der peripheren Abschnitte des Bronchialsystems für den Schweregrad der obstruktiven Ventilationsstörung von entscheidender Bedeutung. Dabei bilden die elastischen Eigenschaften der terminalen Lungeneinheiten den bestimmenden Faktor. Experimentelle Untersuchungen zeigen, daß die entzündlichen Reaktionen bei der chronischen Bronchitis in den zentralen Bronchusabschnitten beginnen und im Zuge des chronisch protrahierten Verlaufes in die Peripherie fortschreiten. Als Folge der bronchialen Obstruktion können die nachgeschalteten Alveolarräume nicht belüftet werden. Es bildet sich ein durch die einzelnen Komponenten der chronischen Entzündung bedingter Ventilmechanismus, der zu einem bronchostenotischen Lungenemphysem führt. Die Bronchitis kann dabei Ursache oder Komplikation des Lungenemphysems sein (Hartung 1983).

Abb. 71
◀ Diffuses, vesikuläres, bronchostenotisches Lungenemphysem bei chronischer Bronchitis. Gleichmäßig angeordnete Erweiterung des Alveolarsystems mit Reduktion der Alveolarsepten. In den Septen unregelmäßig eingelagertes anthrakotisches Pigment.
Makroskopische Aufnahme. Lungengroßschnitt.
Vergrößerung: 6 ×

9.1. Lungenemphysem

Die irreversible Erweiterung der alveolären Lufträume wird als Lungenemphysem bezeichnet (Hartung 1964). Das obstruktive Lungenemphysem entsteht durch die chronische poststenotische Überblähung des Alveolarsystems. Eine Überdehnung der intraazinären Strukturen mit Erweiterung des Gangsystems und der Alveolen prägen das morphologische Bild. Die zunehmende Dehnung des Azinus bedingt eine muldenförmige Ausweitung und Abflachung der Alveolen. Die Wände der Alveolen verstreichen und gehen in der Wand der ausgeweiteten Alveolargänge auf, so daß ungegliederte sackförmige Gebilde mit vermehrtem Luftgehalt entstehen. Die zunehmende Dehnung der Azini führt über die Kohnschen Poren zur Bildung breiter Verbindungen der Alveolargänge, deren Wände bis auf fädige Reste abgebaut werden. Mit dem Abbau der Alveolarwände schwindet das Kapillarnetz der Alveolen und der Ductus alveolares. Nach dem morphologischen Substrat sind aus der Topographie der Veränderungen verschiedene Formen des Emphysems abzugrenzen.

1. Zentroazinäres Emphysem:
   Die überdehnten Wände der Bronchioli respiratorii atrophieren, und die Alveolarstruktur bleibt in der Azinusperipherie erhalten.
2. Zentrolobuläres Emphysem: Die geblähten und ausgeweiteten Zentren umgeben den Bronchiolus lobularis im Querschnitt wie ein Kranz. Der Bronchiolus persistiert als Achse des Lobulus. Die Wandstruktur in der Läppchenperipherie bleibt unverändert.
3. Panazinäres Emphysem:
   Der Umbau der Alveolarstruktur ist bei dieser Form diffus im gesamten Azinus ausgebreitet.

Auch die makroskopische Beurteilung ermöglicht eine Einteilung in verschiedene Formen:

1. Vesikuläres Emphysem: 1–5 mm große Bläschen, gerade noch mit bloßem Auge erkennbar.
2. Kleinblasiges vesikales Emphysem: Hohlräume von 2 bis 20 mm im Durchmesser mit herdförmiger Verteilung meistens in den Lungenobergeschossen.
3. Großblasiges oder bullöses Emphysem: Hohlräume von über 20 mm im Durchmesser, die Faustgröße erreichen können und meistens an den Rändern ausgebildet sind.

In Anbetracht der pathologisch-anatomisch orientierten Definition des Lungenemphysems ist eine Diagnose für den Kliniker nicht leicht. Wichtigstes klinisches Äquivalent für die Erweiterung der Alveolen tragenden Lufträume ist der vermehrte Luftgehalt der Lunge. Er läßt sich klinisch, röntgenologisch und funktionsanalytisch nachweisen. Besonders schwierig ist die Abgrenzung des irreversiblen diffusen Lungenemphysems vom reversiblen Volumen pulmonum auctum, wie es z. B. bei Asthmapatienten während des Asthmaanfalles vorkommt. Nur wenn der Zustand eines vermehrten Luftgehaltes der Lunge trotz optimaler Behandlung einer bereits bestehenden bronchialen Obstruktion konstant nachweisbar bleibt, kann mit einiger Wahrscheinlichkeit die Diagnose eines Lungenemphysems gestellt werden. Als Komplikation der bronchialen Obstruktion und des Lungenemphysems kann ein chronisches Cor pulmonale entstehen.

9.2. Cor pulmonale

Unter Cor pulmonale ist eine Herzerkrankung mit Rechtsherzbelastung zu verstehen, wenn die Belastung durch Störungen der Funktion oder Struktur der Lunge ausgelöst wird. Ausgenommen sind alle Lungenveränderungen durch Erkrankungen des linken Herzens. Ursache für die Rechtsherzbelastung ist die pulmonale Hypertonie, die Widerstandserhöhung im kleinen Kreislauf mit Anstieg des Pulmonalisdruckes auf über 30/15–20 mmHg. Hält die Druckerhöhung nur kurze Zeit, z. B. Minuten oder Tage an, spricht man von einer akuten pulmonalen Hypertonie. Sie kann sich rasch zu einem Versagen des rechten Ventrikels mit Ventrikeldilatation zum akuten Cor pulmonale entwickeln.

Langdauernde, progrediente Erhöhungen des Pulmonalarteriendruckes gehen mit einer Hypertrophie des rechten Ventrikels einher. Es entwickelt sich ein chronisches Cor pulmonale. Dabei kommt es zu einer Längsdehnung des Herzens mit spitzer Ausbildung und einer Verlagerung des rechten Ventrikels nach vorn. Die morphologisch faßbaren Merkmale der Rechtsherzhypertrophie treten erst in den späten Stadien der pulmonalen Hypertonie auf. In der Frühphase fehlen in der Regel charakteristische morphologische Zeichen. Lediglich die Steilstellung der Herzsilhouette im Röntgenbild kann als diagnostischer Hinweis gewertet werden.

Die anhaltende Erhöhung des Pulmonalisdruckes kann in die Rechtsherzinsuffizienz einmünden. Die zunehmende Dilatation des rech-

Abb. 72
Subpleurales mittelblasiges Lungenemphysem bei chronischer Bronchitis. Ausgeprägte Erweiterung der Alveolen mit Reduktion der Alveolarsepten.
Makroskopische Aufnahme.
Expansive Fixation der Lunge über das Bronchialsystem.

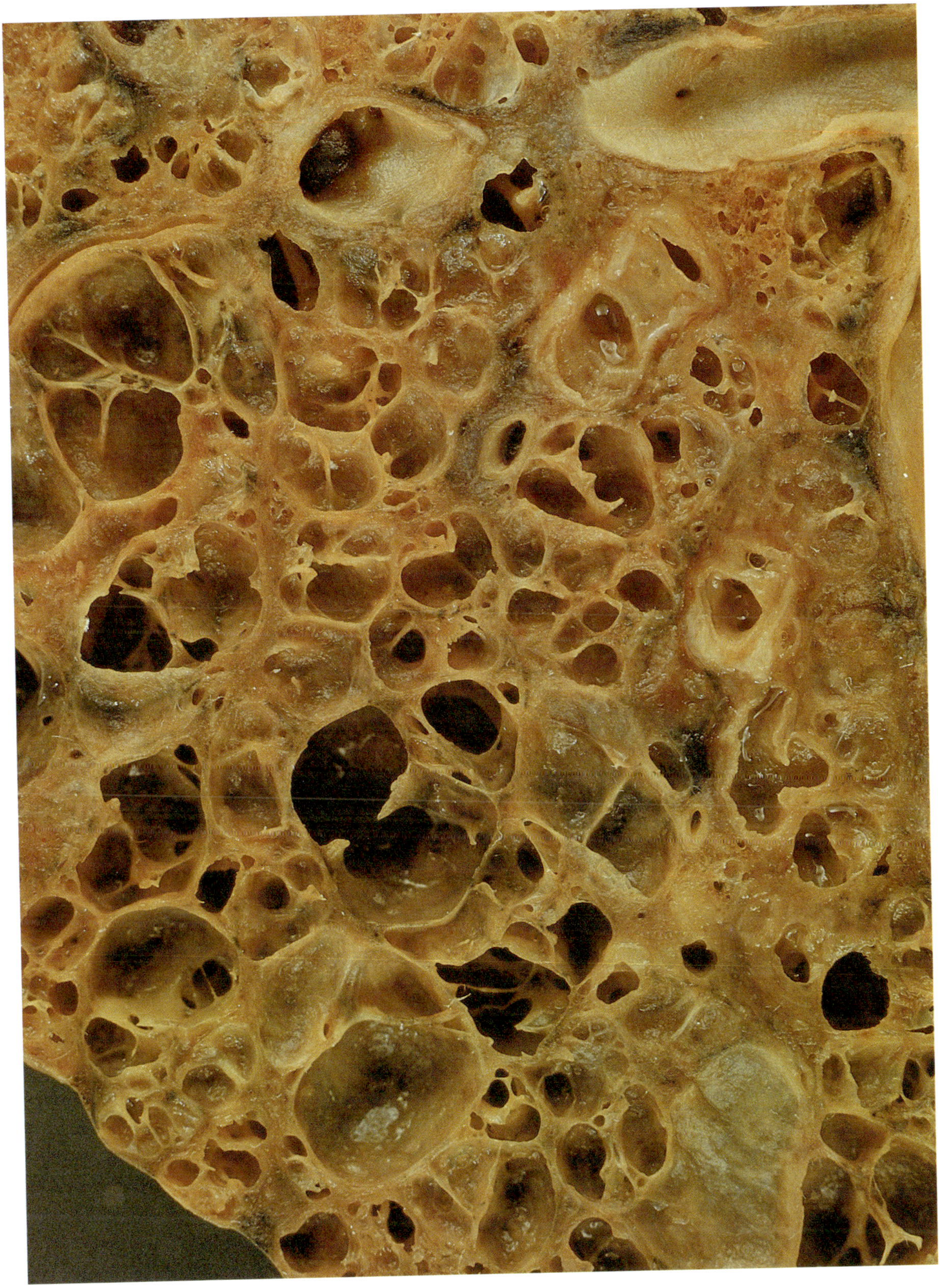

ten Ventrikels wird von einer Erweiterung der Trikuspidalklappe mit Entwicklung einer relativen Trikuspidalinsuffizienz begleitet. Sie führt zu einer protrahierten Erweiterung des rechten Vorhofes mit den typischen Veränderungen im Röntgenbild und im EKG. Die Entwicklung der pulmonalen Hypertonie und des chronischen Cor pulmonale sind auf 3 Mechanismen zurückzuführen, die auch kombiniert wirksam werden können:

1. Fortgesetzte Konstriktion der kleinen Lungenarterien bei alveolärer Hypoxie.
2. Lungengefäßobstruktion im präkapillären, in bestimmten Fällen auch im kapillären Bereich.
3. Einschränkung des Lungenkapillarbettes bei Verlust des Lungenparenchyms.

Die pulmonale Hypertonie geht mit einer Ektasie der Pulmonalarterie, einer Arteriosklerose der Pulmonalarterien und einer muskulären Mediahypertrophie der kleinen Pulmonalarterien einher. Die chronische Bronchitis mit ihren Folgeerkrankungen gehört zu den häufigsten Ursachen für die Entwicklung des chronischen Cor pulmonale. Etwa 75% aller Fälle mit chronischem Cor pulmonale beruhen auf einer obstruktiven Ventilationsstörung. Zur Erklärung für die entstehende pulmonale Hypertonie wird der sog. alveolo-kapilläre Mechanismus (Euler-Liliestrand) diskutiert.

Der verminderte O_2-Partialdruck in der Alveole löst eine Engstellung der Gefäße und eine Widerstandserhöhung im kleinen Kreislauf aus. Vermindert ventilierte Lungenabschnitte werden somit nicht mehr perfundiert. Die Reduktion des Gefäßquerschnittes durch den Abbau des Lungenparenchyms beim Lungenemphysem reicht zur Erklärung für die Entstehung des chronischen Cor pulmonale allein nicht aus. Morphometrische Untersuchungen haben gezeigt, daß zwischen Ausdehnung des Emphysems und Ausprägung der Rechtsherzhypertrophie keine direkte Korrelation besteht. Die respiratorische Azidose mit einer vasokonstriktiven Wirkung, Schwankungen des intrathorakalen Druckes bei gestörter Atemmechanik und die Polyglobulie mit Erhöhung der Blutviskosität werden als Faktoren gewertet, die die Entstehung eines Cor pulmonale begünstigen (Tabelle 1). Außerdem wird diskutiert, daß intrapulmonale Shunts zwischen Pulmonal- und Bronchialkreislauf als Ursache für die pulmonale Hypertonie zu werten sind. Durch die obstruktive Ventilationsstörung ist der Kollaps der Alveolen der Exspirationsphase erschwert, so daß nicht eine kontinuierliche, sondern nur eine stufenweise Entleerung möglich ist und sich die Effizienz der Atmung dadurch verschlechtert. Ventilations- und Perforationsstörungen sind deshalb als Ursache für die Entwicklung des Cor pulmonale beim Emphysem anzusehen.

Tabelle 1: Zusammenhänge zwischen obstruktivem Lungenemphysem und chronischem Cor pulmonale (aus Morgenroth und Nolte: Atlas der Pneumologie, PVG 1982).

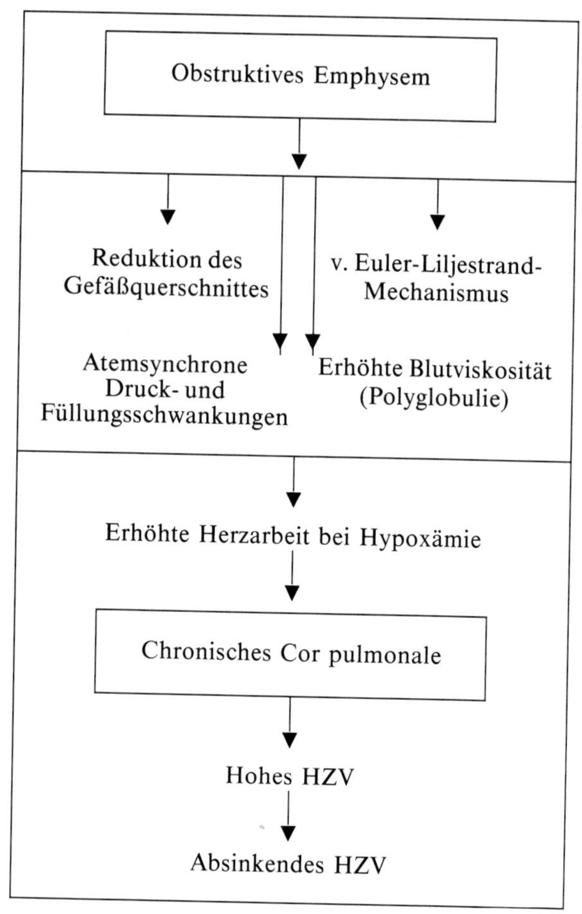

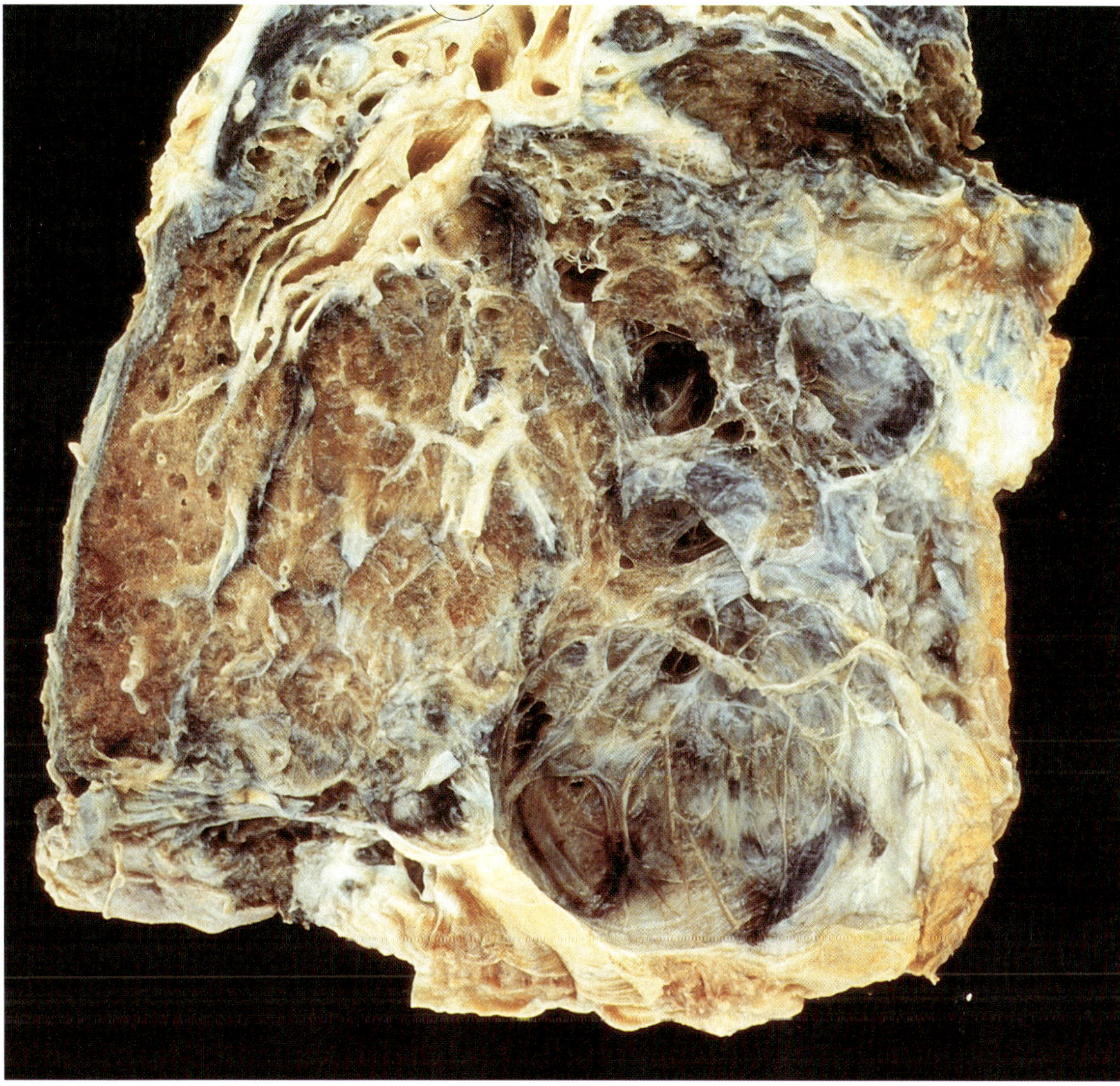

Abb. 73
Subpleurales mittel- bis großblasiges Emphysem. In den einzelnen Blasen feine, z. T. aufgezweigte Bindegewebszüge.
Makroskopische Aufnahme.
Expandiert über das Bronchialsystem fixierte Lunge.

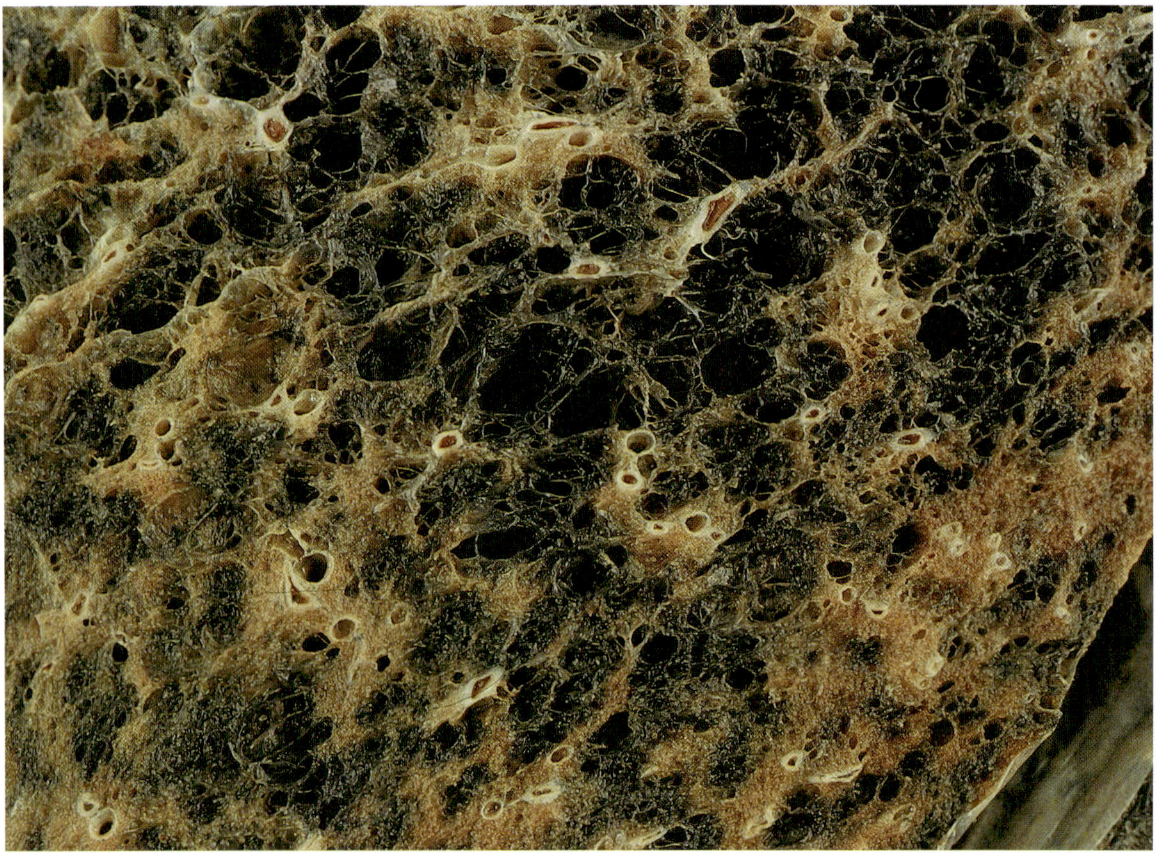

Abb. 74
Diffuses vesikuläres Emphysem mit ausgeprägten anthrakotischen Pigmenteinlagerungen bei einem 78jährigen starken Raucher.
Makroskopische Aufnahme.
Expandiert über das Bronchialsystem fixierte Lunge.

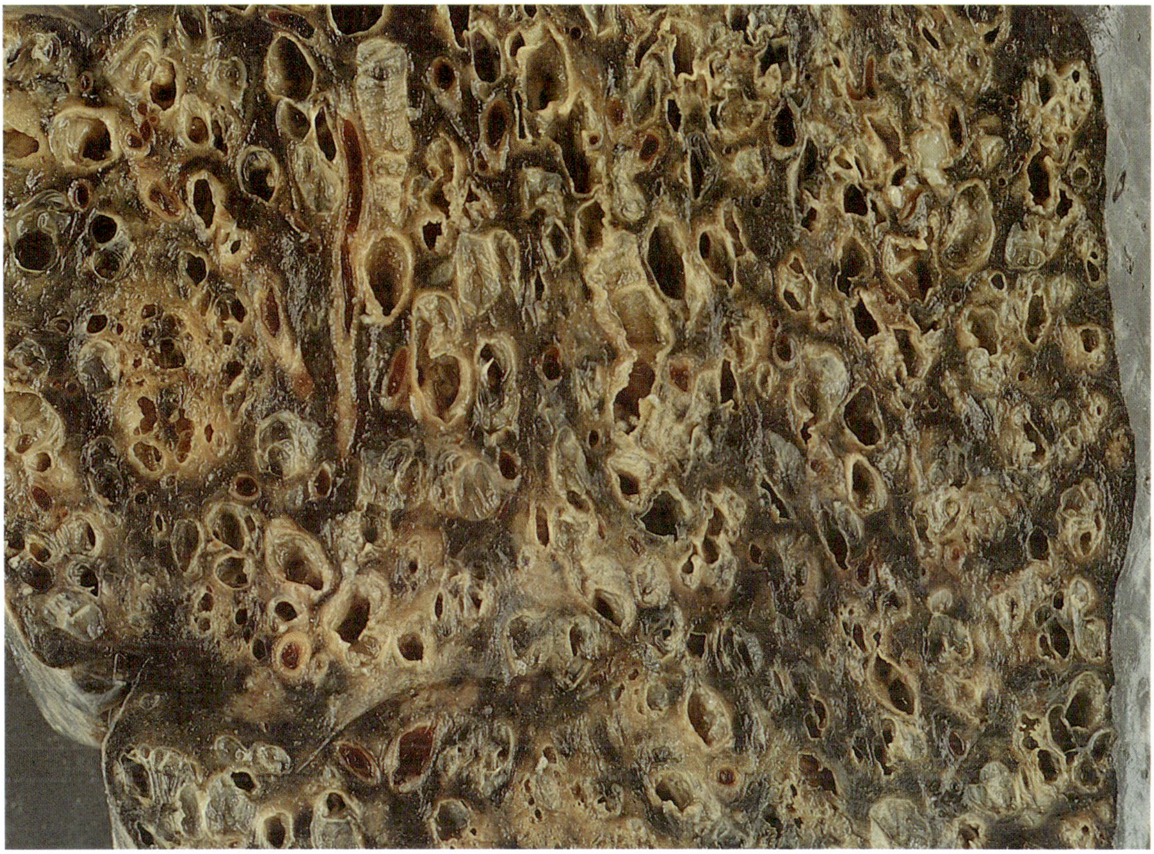

Abb. 75
Ausgeprägte Bronchiolektasie und Anthrakose des Lungenemphysems bei einem 73jährigen Raucher mit ausgeprägter chronischer Bronchitis.
Makroskopische Aufnahme.
Expandiert über das Bronchialsystem fixierte Lunge.

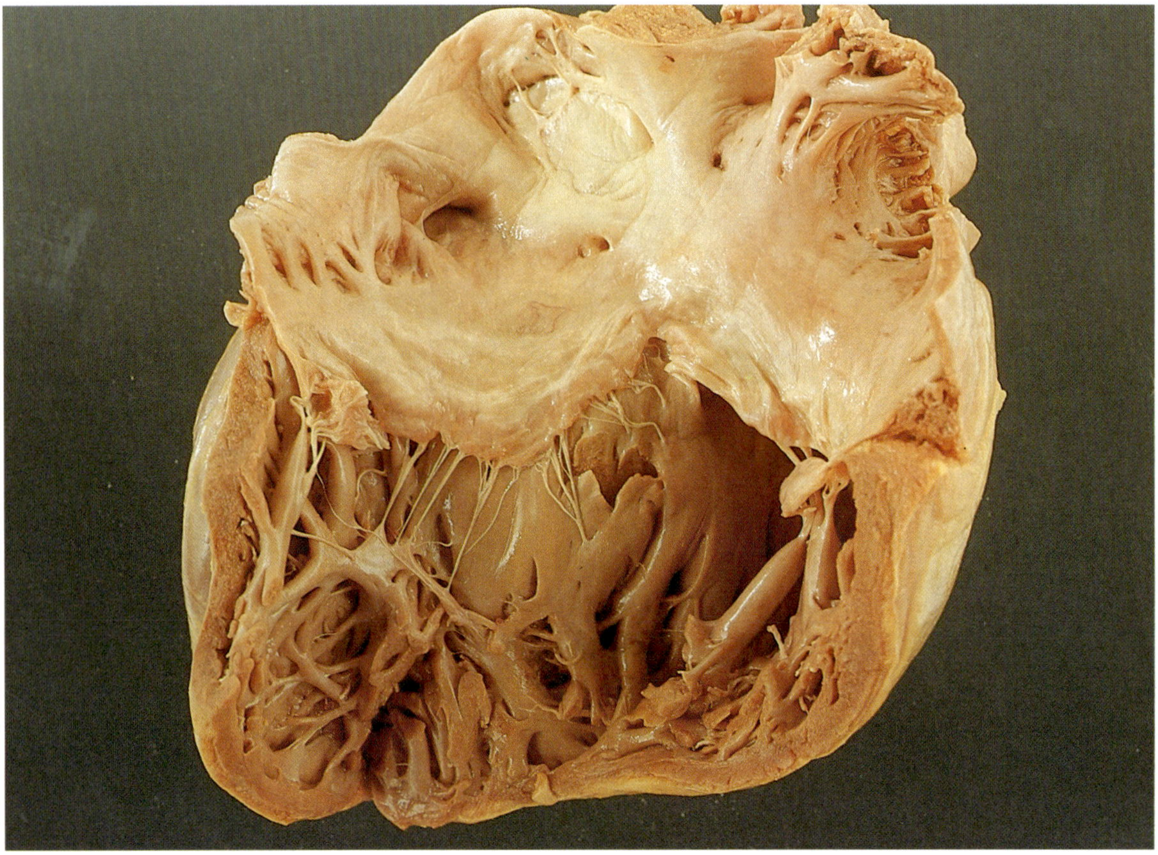

Abb. 76
Chronisches Cor pulmonale bei chronischer Bronchitis. Einflußbahn des rechten Ventrikels. Hypertrophie der Muskulatur der rechten Herzkammer. Kräftiges Trabekelwerk der Muskulatur. Dilatation des rechten Vorhofes und des rechten Ventrikels. 68jähriger Patient. Exitus letalis bei chronischer Bronchitis in cardiorespiratorischer Insuffizienz.

Abb. 77
Chronisches Cor pulmonale. Ausflußbahn des rechten Ventrikels mit Stamm der Arteria pulmonalis. Deutlich ausgeprägte Rechtsherzhypertrophie und -dilatation.
Präparat wie Abb. 76

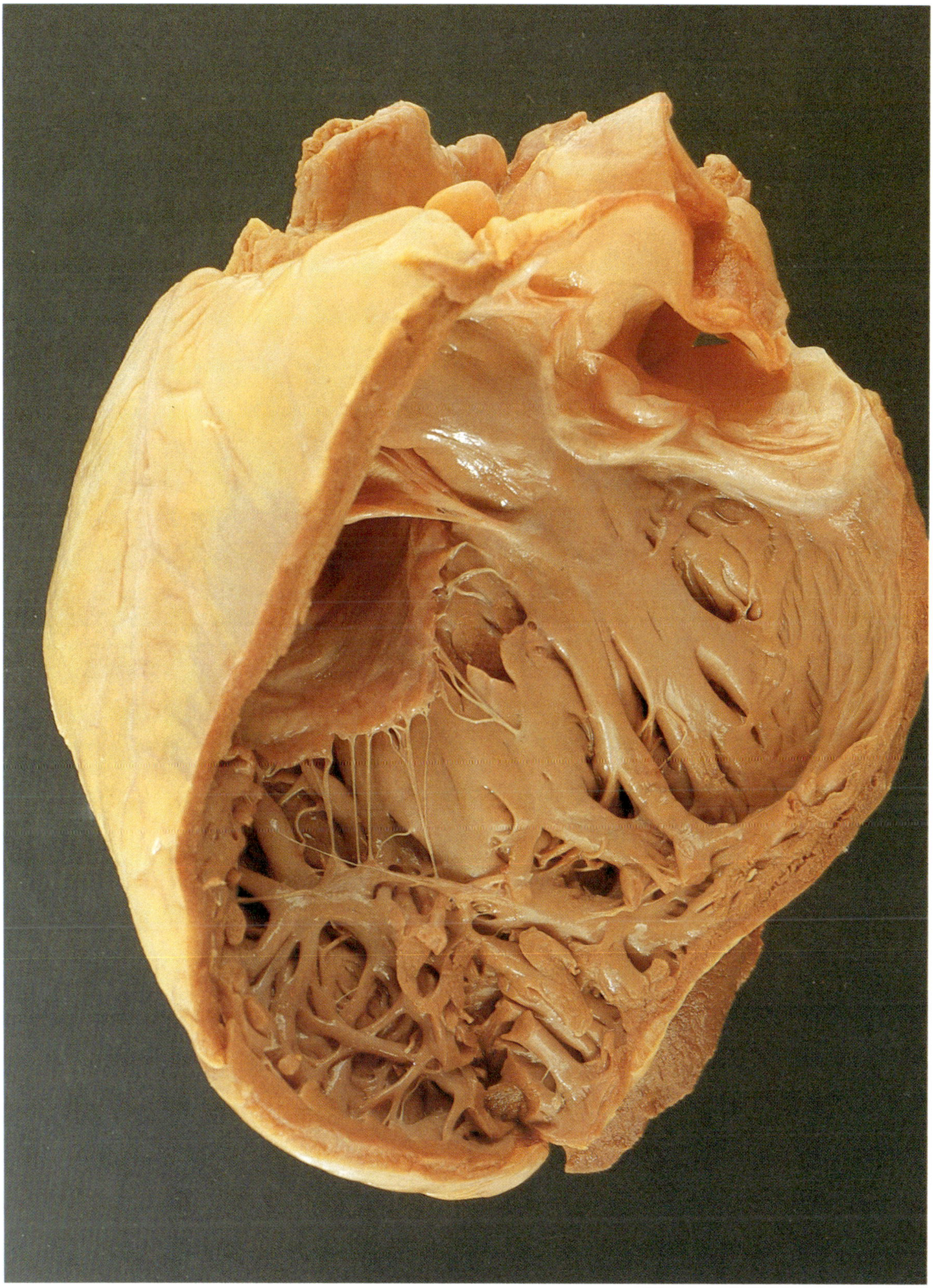

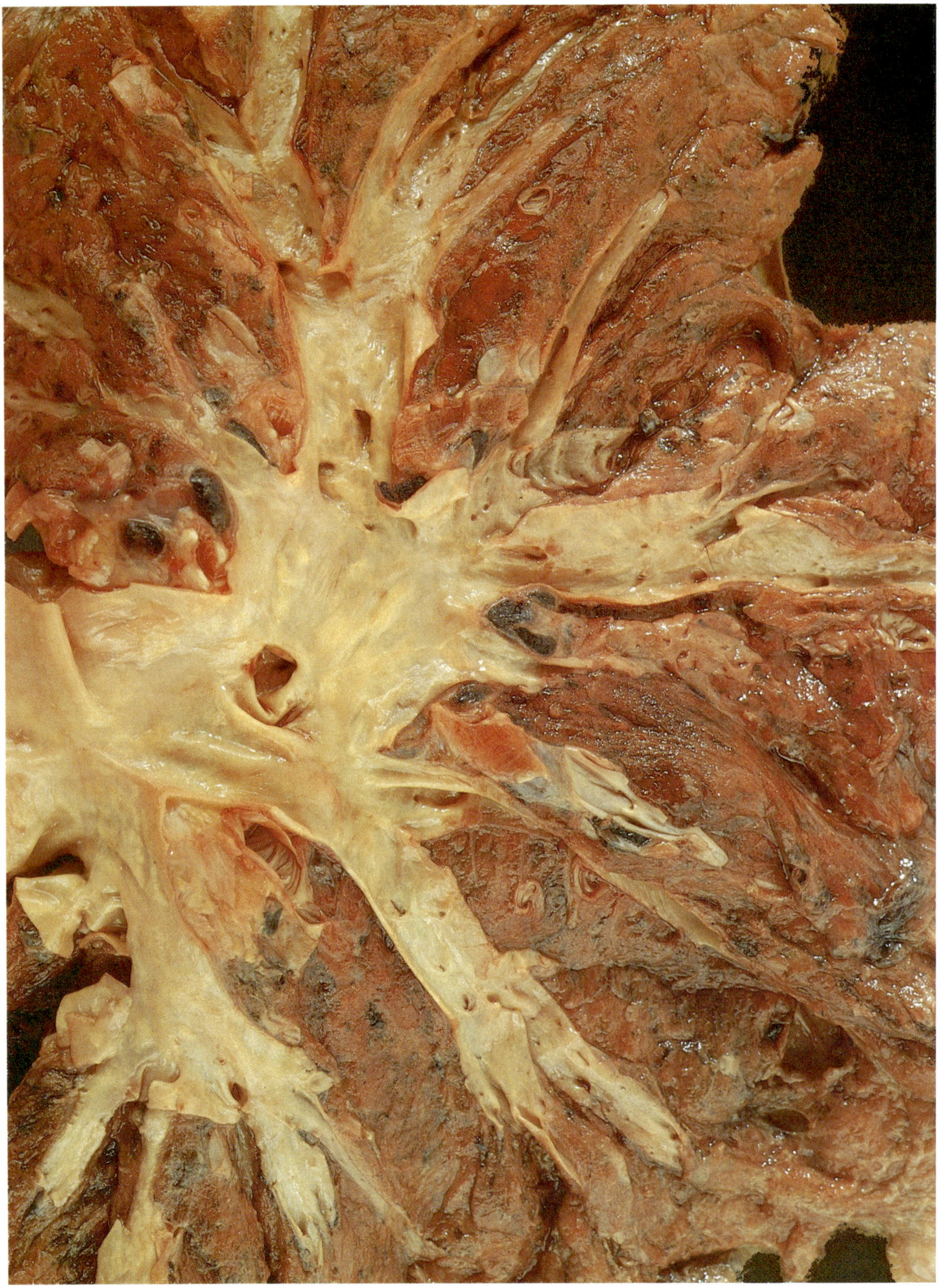

10. Schlußfolgerung

Obwohl der formal patogenetische Ablauf der chronischen Bronchitis den allgemeinen Gesetzmäßigkeiten der chronischen Entzündung folgt, ist der Ablauf und die klinische Symptomatik durch die anatomische Struktur der Bronchialschleimhaut und durch die ausgeprägte Reaktionsbereitschaft gegenüber exogenen schädigenden Faktoren in besonderer Weise geprägt. Die Fähigkeit der Bronchialschleimhaut zur Bereitstellung ortsständiger Abwehr- und Schutzreaktionen gegen schädigende Umweltfaktoren, die aus der Atemluft ständig auf die Schleimhaut einwirken, ist als eine der entscheidenden Abwehrfunktionen unseres Organismus gegen die Umwelteinflüsse aufzufassen. Die einzelnen Komponenten dieser Abwehrreaktionen befinden sich unter normalen Bedingungen in einem ausgewogenen Gleichgewicht. Die Anpassung der einzelnen Komponenten an die sich ständig ändernden Umweltbedingungen erfolgt über ein System von empfindlichen Regulationsmechanismen, die sich morphologisch in der zytoplasmatischen Struktur der Epithelzellen, in der feinen Innervation der einzelnen Strukturelemente der Bronchialschleimhaut und in der Anwesenheit immunkompetenter Zellen dokumentieren.

Die bei den Entzündungen auftretenden histomorphologisch faßbaren sekundären Epithelveränderungen und die klinische Symptomatik beruhen auf einer unterschiedlich ausgeprägten Dysregulation der Abwehrmechanismen.

Abb. 78
Pulmonalektasie und Pulmonalsklerose bei chronischem Cor pulmonale und chronischer Bronchitis. Unregelmäßig angeordnete, z. T. konfluierende arteriosklerotische Plaques im Stamm und in den Seitenästen der Arteria pulmonalis mit Kalibersprüngen.
Präparat des gleichen Patienten wie Abb. 76 und 77

Die bei der chronischen Bronchitis auftretenden Strukturveränderungen zeigen, daß die an der bronchialen Reinigung beteiligten Strukturen im Einzelfall in unterschiedlichem Ausmaß betroffen sein können. Wahrscheinlich geht vor allem bei den Umbauvorgängen der Epithelstruktur die morphologische Grundlage für die Regulationsmechanismen verloren, so daß die notwendige Anpassung der Schleimhautfunktion an die variablen Umweltbedingungen nicht mehr möglich ist. Die morphologischen Befunde sprechen dafür, daß der protrahierte Verlauf der chronischen Bronchitis einem Regelkreis unterliegt, in dem die Wechselbeziehung zwischen der Wirkung exogener Faktoren und ortsständiger Abwehrreaktion den Schweregrad und die Dauer der Erkrankung beeinflußt.

Die durch exogene infektiöse oder toxisch wirksame Agenzien ausgelöste Entzündung der Bronchialwand führt zur Hyperkrinie und Dyskrinie und häufig zu einer Einschränkung der ziliären Aktivität des Bronchialepithels sowie zu einem zunehmenden Schleimhautumbau (Abb. 79). Diese Behinderung der bronchialen Clearancemechanismen und eine Reduktion und Erschöpfung der ortsständigen immunologischen Abwehrreaktionen begünstigt die Wirkung erneut, häufig kontinuierlich die Bronchialschleimhaut treffender exogener Noxen, die wiederum für die Entzündungsreaktion verantwortlich zu machen ist. Die Reaktionsbereitschaft der Bronchialschleimhaut wird dabei wahrscheinlich durch die Änderung der Permeabilitätsverhältnisse am Oberflächenepithel und am Kapillarnetz der Bronchialwand, sowie durch die Alteration der intraepithelialen und nervalen Regulationsmechanismen entscheidend modifiziert und die Reagibilität des Systems erhöht.

Die Erhöhung des Strömungswiderstandes in den Luftwegen bildet die pathophysiologische Basis für die Obstruktion als wesentlichem

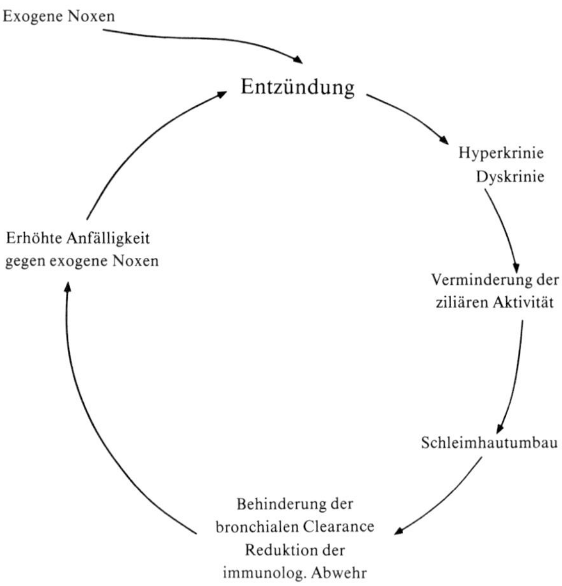

Abb. 79

klinischen Symptom der chronischen Bronchitis. Die Umstellung der sekretorischen Leistung der Bronchialschleimhaut mit Einschränkung der Sekrettransportmechanismen, die Änderung des Muskeltonus und die zunehmende Vernarbung der Bronchialwand bilden dabei die für die Obstruktion histomorphologisch differenzierbaren Einzelkomponenten. Die Form und Ausdehnung der individuell variablen Fibrosierung der Bronchialwand als Ausdruck der protrahierten proliferativen Entzündung kann dabei wahrscheinlich die Anpassung der Lichtungsweite des Bronchialsystems in der Exspirations- und Inspirationsphase erheblich behindern. Sie ist als irreversible Folge der chronisch entzündlichen Reaktion aufzufassen.

Experimentelle, biochemische und histomorphologische Untersuchungen belegen, daß bei der Obstruktion der Änderung der Sekretbildung und der Behinderung des Sekrettransportes im Bronchialsystem eine bedeutende Rolle zukommt. Die licht- und elektronenmikroskopischen Befunde bei der chronischen Bronchitis machen dabei deutlich, daß die chronische Entzündung durch eine übersteigerte Sekretbildung, aber auch durch eine Verminderung der Sekretproduktion bei protrahiertem Schleimhautumbau mit Atrophie der sekretbildenden Komponenten einhergehen kann. Die Mechanismen der bronchialen Reinigung können unter normalen Bedingungen relativ rasch den sich ständig ändernden Umweltbedingungen angepaßt werden. Die Bronchialschleimhaut verfügt für die Regulation dieser Mechanismen über ein differenziertes System, das die Anpassung der bronchialen Clearance in einer gewissen Spannbreite gewährleistet. Die Form und der Ablauf der chronischen Bronchitis wird durch die Änderung der Reaktionsbereitschaft wesentlich bestimmt.

Die histomorphologischen Befunde sprechen dafür, daß die hochausdifferenzierte, feine Innervation der für die Funktion verantwortlichen Strukturelemente für die Steuerung dieser Abwehr- und Schutzfunktionen verantwortlich ist. Daneben besteht aber wahrscheinlich ein eigenständiges Regulationssystem des Bronchialepithels, das die Reagibilität wesentlich prägt. Es ist durch die Differenzierung der Mikrovillistruktur auf der Epitheloberfläche und die filamentäre apikale zytoplasmatische Struktur in den Bronchialepithelzellen gekennzeichnet. Wahrscheinlich bildet die Modifikation beider Komponenten durch die Entzündung die Basis für die Hyperreagibilität, die den Ablauf und die klinische Symptomatik der chronischen Bronchitis in vielen Fällen prägt.

Die Änderung der Reaktionsbereitschaft ist wahrscheinlich auch von den Permeabilitätsverhältnissen an der Bronchialschleimhaut abhängig. Der Stoffaustausch zwischen dem Gefäßsystem und den epithelialen Anteilen der Bronchialschleimhaut und der Bronchialmuskulatur wird wahrscheinlich durch die perivaskuläre und subepitheliale Fibrose eingeschränkt. Andererseits ist zu erwarten, daß durch den protrahierten Epithelumbau als sekundäre Folge der entzündlichen Reaktion der Stoff- und Informationsaustausch gravierend verändert wird. Der Zilienverlust, die Zerstörung der Synchronisation der Sekretbildung und der Zilienaktivität sowie die Aktivierung der mukösen Sekretproduktion können zu einem Zusammenbruch der bronchialen Reinigungsmechanismen und zur Entwicklung einer mukoziliären Insuffizienz führen.

Die histomorphologischen Befunde der verschiedenen Formen der chronischen Bronchitis als Substrat der klinisch definierten chronischen obstruktiven Atemwegserkrankung lassen nach den bisher vorliegenden Untersuchungen nicht endgültig die Entscheidung zu, ob es sich bei den histologisch differenzierbaren Formen um selbständige Krankheitseinheiten handelt. Es ist vielmehr zu vermuten, daß sie durch bestimmte histologische Kriterien geprägte Stadien eines einheitlichen Krankheitsverlaufes darstellen.

Die in den letzten Jahren entwickelten Therapiekonzepte mit einer der individuellen Verlaufsform angepaßten Medikation hat eine günstige Beeinflussung der meisten Erkrankungsfälle erbracht (Ulmer und Zimmermann 1986, Barth 1986). Die Beeinflussung der sekretorischen Leistung der Bronchialschleimhaut, der ziliären Aktivität des Bronchialepithels und der therapeutischen Regulation der Sekretschichtung durch die Surfactantaktivierung auf der Bronchialschleimhaut kann nach den morphologischen Befunden an die Basis für die Wiederherstellung der in den meisten Fällen gestörten bronchialen Reinigungsmechanismen führen. Dabei ist zu berücksichtigen, daß in den fortgeschrittenen Fällen eine gravierende Änderung der Perfusionsverhältnisse zwischen dem Kapillarnetz und der Bronchialschleimhaut und dem subepithelialen Bindegewebe und dieser Bindegewebszone und dem für die Sekretion und den Sekrettransport verantwortlichen epithelialen Anteil der Bronchialschleimhaut besteht. Die Beeinflussung dieses Systems, deren Störung die Dauer und das Ausmaß der Obstruktion mitbestimmt, bildet dabei einen wesentlichen Teilaspekt. Die klinischen Beobachtungen sprechen dafür, daß die Patienten mit einer auf ihren individuellen Krankheitsverlauf abgestimmten Dauertherapie eingestellt werden müssen und daß die Anwendung von Antibiotika während der Entwicklung der akuten, meist durch Infektionen ausgelösten Exazerbationen zeitlich begrenzt eingesetzt werden muß. Die bisher üblichen Therapieansätze berücksichtigen die Anregung der Zilienfunktion und vor allem die Beeinflussung der Zusammensetzung des Bronchialsekretes. Erst in jüngster Zeit wurde die Bedeutung des Surfactantmaterials erkannt. Die Behandlung obstruktiver Atemwegserkrankungen muß deshalb auch auf die Regulation der Surfactantproduktion gerichtet sein.

Neben den für die klinische Beurteilung entwickelten funktionsanalytischen Meßmethoden kann die histomorphologische Differenzierung der chronischen Bronchitis am Biopsiematerial im Einzelfall wichtige Kriterien für das therapeutische Vorgehen vermitteln. Vor allem erlaubt die wiederholte Bronchusbiopsie durch Verlaufskontrollen neben den klinisch erfaßbaren Meßdaten weitere Hinweise für die Abstimmung einer gezielten und in Stufen anwendbaren Therapie auf das Stadium des Krankheitsverlaufes zu gewinnen. Duch die Biopsie ist es außerdem möglich, Schleimhautumbauvorgänge im Sinne der Praeneoplasie frühzeitig zu erfassen.

Literatur

Barth, J. Prognose und Verlauf von Bronchitis, Emphysem und Asthma. In: Ulmer, W. T., Hrsg.: Studienverlag Dr. N. Brockmeyer 1986

Becker, B., Morgenroth, K. Büsing, M., Reinhardt, D., Irlich, G. Elektronenmikroskopische Untersuchungen zur Morphologie der obstruktiven Lungenerkrankungen im Kindesalter. Atemw.-Lungenkrh. 10, 497–500 (1984)

Cottier, H. Pathogenese. Springer Berlin, Heidelberg, New York (1980)

de Haller, R., Reid, L. Adult chronic bronchitis. Med. Thorac. (Respiration) 22, 549–553 (1965)

Deutsche Forschungsarbeit. Forschungsbericht chronische Bronchitis und Staubbelastung am Arbeitsplatz Teil 2. Bold, Boppard (1981)

Finely, T. N. Smoking and lung surfactant. In: Cosini E. V., Scarpelli, E. M. Eds. Pulmonary surfactant system. Elsevier Amsterdam, New York, Oxford (1983)

Gonzalez, S., von Bassewitz, D. B., Grundmann, E., Nakosteen, J. A., Müller, K. M. The ultrastructural heterogenity of potentially preneoplastic lesions in the human bronchial mucosa. Path. Res. Pract. 181, 408–417 (1986)

Hartung, W. Untersuchungsmethoden an Thorax und Lungen zur postmortalen Analyse der Atemfunktion. Erg. Allg. Pathol. Path. Anat. 43, 121–126 (1963)

Hartung, W. Lungenanalysen, Morphologie, Pathogenese und funktionelle Bedeutung. Springer Berlin (1964)

Hartung, W. Krankheiten des Bronchialsystems. In Doerr, W., Seifert, G., Uehlinger, E. (Hrsg.) Spezielle pathologische Anatomie. Springer Verlag Berlin, Heidelberg, New York, Tokyo (1983)

Hartung, W. Atemwege, Lunge, Pleura. In: Remmele, W. (Hrsg.). Pathologie Bd. 1 Springer Berlin, Heidelberg, New York, Tokyo (1984)

Höffe, G., Ulmer, W. T. Die Entwicklung der Lungenfunktion bei Patienten mit chronisch obstruktiver Atemwegserkrankung. Dtsch. med. Wschr. V 110, 415–419 (1985)

Iravani, J., Melville, G. N., Horstmann, G. Trachiobronchial clearance in health and disease. In: Respiratory tract mucus (Ciba Foundation–Symposion 54). Elsevier Amsterdam 235–252 (1978)

Jones, T. C., Mohr, U., Hunt, R. Respiratory System Springer Berlin, Heidelberg, New York (1985)

König, W., Schönfeld, W., Pfeiffer, P., Theobald, K., Gross-Wege, W., Knöller, J. Chronifizierungsmechanismen bei bronchopulmonalen Infektionen. In: Ulmer, W. T. (Hrsg.): Bochumer Therapietag: Bronchitis–Emphysem–Asthma. Studienverlag Dr. M. Brockmeyer (1986)

König, W., Schönfeld, W., Pfeiffer, P., Theobald, K., Gross-Wege, W., Knöller, J. Zelluläre und humorale Abwehrmechanismen der Lunge Med. Klin. 18, 399–455 (1986)

König, W., Schönfeld, W., Pfeiffer, P., Theobald, K., Gross-Wege, W., Knöller, J. Chronifizierungsmechanismen bei broncho pulmonalen Infektionen. Med. Klin. 81, 456–460 (1986)

König, W., Theobald, K., Pfeiffer, P., Rauschen, J., Schönfeld, W. Immunologische Grundlagen der klinischen Allergie. Med. Klin. 80, 687–694 (1985)

Leu, R. R., Schaub, T., Deutschmann, R. Chronische Bronchitis; Lebensqualität der Betroffenen und volkswirtschaftliche Kosten. Prax. Klin. Pneumol. 40, 367–371 (1986)

Könn, G., Schejbal, V., Oellig, W.-P. Pneumokoniosend. In: Doerr, W. Seifert, G., Uehlinger, E. (Hrsg.): Spezielle pathologische Anatomie. Pathologie der Lunge II. Springer Berlin, Heidelberg, New York (1983)

Morgenroth, K. Morphological alterations to the bronchial mucosa in highdosage long term exposure to sulfur dioxide. Respiration 39, 39–48 (1980)

Morgenroth, K. Morphology of the bronchial lining layer and its alteration im IRDS, ARDS and COLD. Europ. J. Resp. Dis. Suppl. 67, 7–18 (1985)

Morgenroth, K. Morphologie der bronchialen Clearance. Fortschr. Med. 102, 31–38 (1984)

Morgenroth, K., Bolz, J. Morphological feature of the interaction between mucus and surfactant on the bronchial mucosa. Respiration 47, 225–231 (1985)

Morgenroth, K. Das Surfactantsystem der Lunge. W. de Gruyter Berlin, New York (1986)

Morgenroth, K. Morphologische Veränderungen bei obstruktiven Atemwegserkrankungen. In: Dorow, P., Ibe, K. (Hrsg.). Der pneumologische Notfall. W. de Gruyter Berlin, New York (1987)

Müller, K. M. The ultrastructure of preneoplastic changes of the bronchial mucosa. Current Topics in Pathology 73, 233–263 (1983). Springer Berlin, Heidelberg, New York

Reichel, G., Ulmer, W. T. Luftverschmutzung und unspezifische Atemwegserkrankungen. Springer Berlin, Heidelberg, New York (1970)

Reid, I. Measurement of the bronchial mucous gland layer: A diagnostic yardstick in the chronic bronchitis. Thorax 15, 132–141 (1960)

Ryder, R. C., Dunnill, M. S., Anderson, J. A. A quantitative study of bronchial mucous gland volume, emphysema in a necropsy population. J. Pathol. 104, 59–65 (1971)

Schöttes, C., Schweisfurt, H., Thiel, H. Smog 1985: Morhiditär von respiratorischen Erkrankungen in Gelsenkirchen. Atemw. Lungenkrkh. 12, 341–344 (1986)

Sims, D. G., Downham, M. A., Gardner, P. S., Webb, J. K. G., Weightman, D. Study of 8-year old children with a history of respiratory syncytial virus bronchiolitis in infancy. Brit. Med. J. 1, 11–14 (1978)

Stockinger, L., Höfler, H., Sellner, W. Congenital and acquired disorders in the differentiation of ciliated epithelium. bga-Schriften 4, 511–519 (1986)

Ulmer, W. T. Die obstruktiven Atemwegserkrankungen: Pathophysiologie und Epidemiologie. In: Handbuch der inneren Medizin 5. Aufl. Bd. IV/2. Springer Berlin (1979)

Ulmer, W. T. Lebenserwartung von Patienten mit chronisch-obstruktiver Atemwegserkrankung gestern und heute. Dtsch. med. Wschr. 105, 1133–1135 (1980)

Ulmer, W. T., Zimmermann, J. Atemwegsobstruktion, Ursachen. In: Ulmer, W. T. (Hrsg.). Bochumer Therapietag 1985. Studienverlag Dr. N. Brockmeyer (1986)

Wilson, R., Sykes, D., Currie, D., Cole, P. J. Beet frequenci of cilia from sites of puralite sputum. Thorax 41, 453 (1986)

Wilson, R., Roberts, D., Cole, P. Defect of bactaria product on human ciliary function in vitro. Thorax 40, 125 (1985)

World Health Organization Report. Chronic cor pulmonale: Report of an export committee. World Health Org. Tech. Rep. Ser. No. 2/3: 15 (1961).

Entspannung für die Lunge

durch die oberflächenaktive Substanz »Surfactant«

Die körpereigene Substanz Surfactant ist ein lebensnotwendiger Faktor für die richtige Funktion des Bronchialsystems. Ohne Surfactant kann in den Lungen kein Gasaustausch stattfinden. Und bei Surfactant-Mangel wird die Transportfunktion des Zilien-Systems der Lunge erheblich behindert. Darum muß bei allen Formen des Surfactant-Mangels für eine rasche Stimulierung der Produktion dieses Vitalfaktors gesorgt werden. Mucosolvan® ist hier das Therapeutikum der Wahl. Denn die Atemwegsforschung Thomae hat herausgefunden, daß Mucosolvan® – neben seinen Mukoregulans-Eigenschaften – vor allem die Pneumozyten Typ II zur Produktion von Surfactant stimuliert.

Das lebenswichtige Wirkspektrum des Surfactant-Materials:
Der Surfactant (= surface active agent) reguliert die Oberflächenspannung in den Alveolen. Dadurch wird die Lichtungsweite der Bronchiolen bei der Ein- und Ausatmung immer richtig gesteuert.

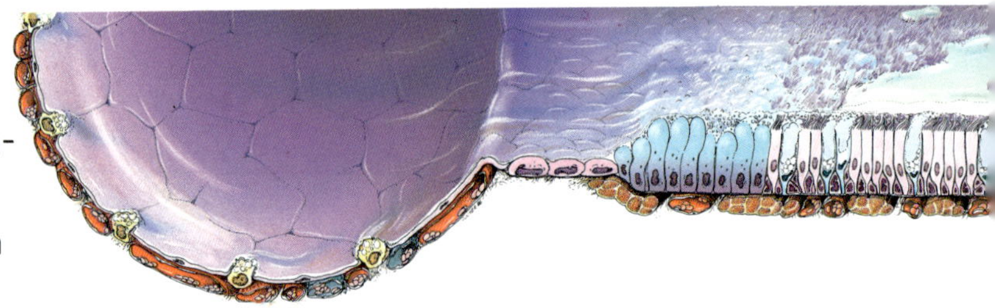

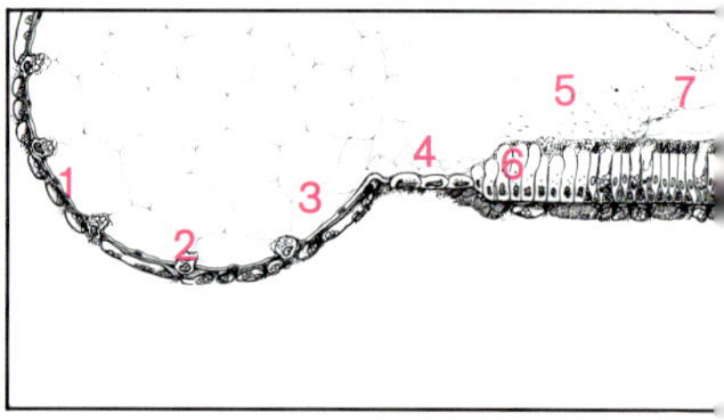

1 = Pneumozyten I der Alveolarwandauskleidung
2 = Pneumozyten II
3 = Surfactantschicht
4 = Alveolargang
5 = Bronchioluslichtung
6 = Clarazellen der Bronchioli
7 = Bronchiallichtung
8 = Bronchialepithel mit Zilien- und Becherzellen.

Ausbreitung und Ausscheidung des Surfactant aus dem Alveolar- in das Bronch
system. Dreidimensionale halbschematische Reproduktion.
Das in der Alveolarlichtung als monomolekularer Film angeordnete Surfactc
material wird mit der Änderung der Oberflächenspannung in der Inspiratic
und Exspirationsphase aus der Alveolarlichtung in den Alveolargang und in
Bronchioli verschoben. In den Bronchioli ist der Surfactant über den Clara- u
Zilienzellen z. T. als lamelläre, z. T. als vesikulär-schaumartige Struktur angeordr
Über dem Bronchialepithel der peripheren und zentralen Abschnitte des Bronc
ist Surfactantmaterial in der Solphase des Mukus als vesikuläre, schaumart
Struktur und an der Grenze zwischen Sol- und Gelphase als lamelläre Struk
nachweisbar.

Spreitung des Surfactant auf der Alveolaroberfläche. Dreidimensionale Reproduktion.
Das von den Pneumozyten II gebildete und auf die Alveolaroberfläche abgegebene Surfactantmaterial spreitet sich als monomolekularer Film über dem Alveolarepithel. Der Surfactant gleicht die Unebenheiten zwischen den Pneumozyten I und II aus. Einzelne Mikrovilli ragen auf der Oberfläche durch den Surfactantfilm in die Alveolarlichtung.
1 = Pneumozyt II
2 = Pneumozyt I
3 = Surfactantfilm
4 = Alveolarkapillaren

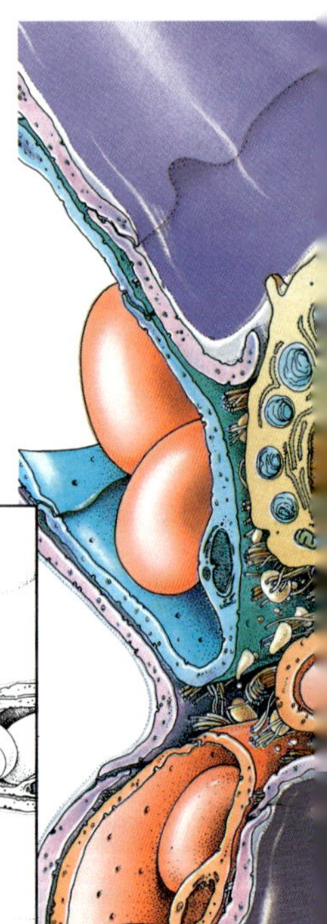

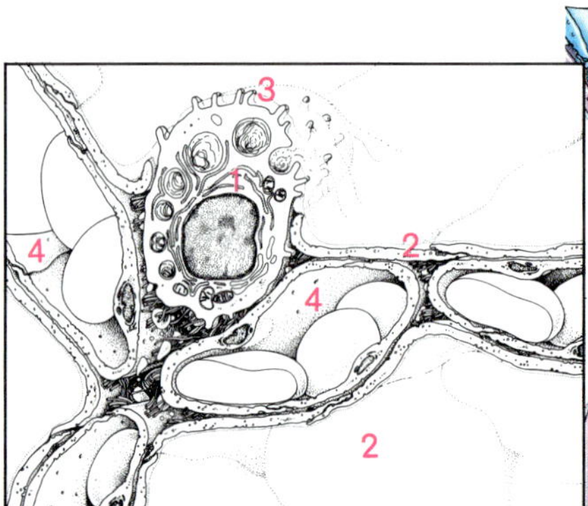

Der Surfactant schützt die alveoläre Hypophase vor Austrocknung. Er legt sich wie ein Schaumteppich zwischen die Zilien und den Bronchialschleim.
Von außen kommende Partikel können sich nicht in der Gewebeschicht einnisten.

Der Surfactant ist ein wichtiger Bestandteil des alveolären Abwehrmechanismus. Er erleichtert die Phagozytose und das intrazelluläre Abtöten von eingedrungenen Keimen.

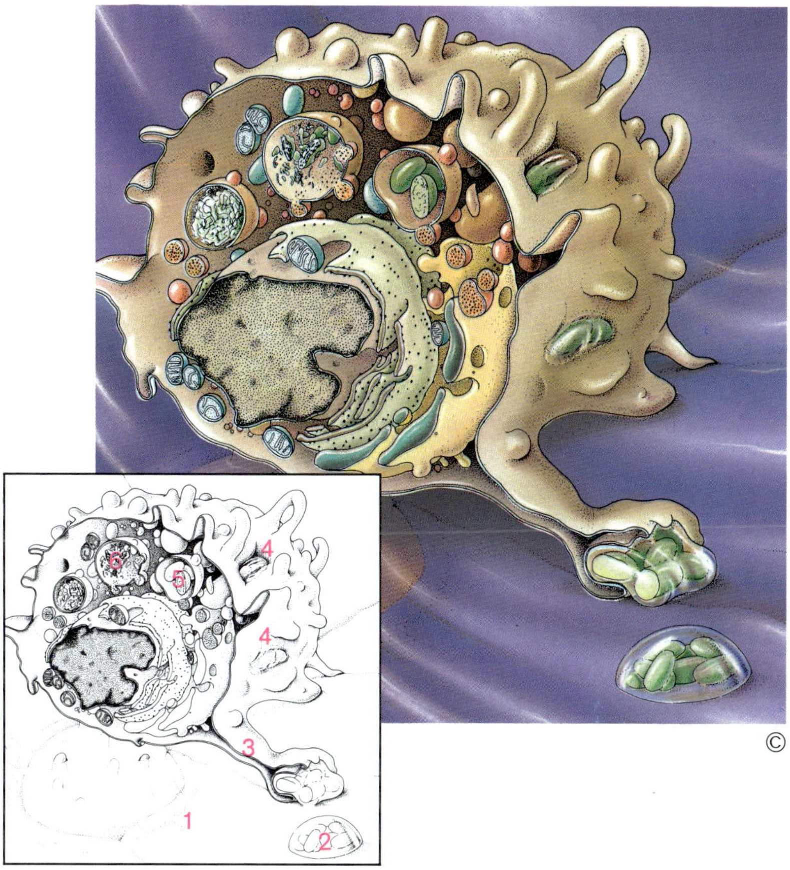

©

Surfactant als Teilkomponente der alveolären Abwehrmechanismen. Das Surfactantmaterial begünstigt Phagozytose und das Intrazellulare killing von Bakterien. Die Bakterien werden in der Alveolarlichtung von Surfactant eingehüllt. Die Makrophagen treten über Zytoplasmaausstülpungen mit den in die Alveolen gelangten Bakterienkomplexe in Kontakt. Über mundförmige Öffnungen der Zellmembran werden die Bakterien in das Zytoplasma eingeschlossen und in Zellmembran eingehüllt in die Tiefe des Zytoplasmas verlagert. Intrazytoplasmatisch legen sich den Phagosomen primäre Lysosomen an und geben in die Phagosomen lytische Enzyme frei, mit denen ein Abbau der Bakterien möglich ist.

1 = Oberfläche des Alveolarepithels
2 = Bakterienkomplex mit Surfactantumhüllung
3 = Zytoplasmafortsatz eines Alveolarmakrophagen mit Kontakt zu Bakterienkomplexen
4 = Mundförmige Öffnung auf der Oberfläche eines Alveolarmakrophagen
5 = Phagosom mit inkorporierten Bakterien und Anlagerung primärer Lysosomen
6 = Lytischer Abbau der Bakterien in einem Phagolysom

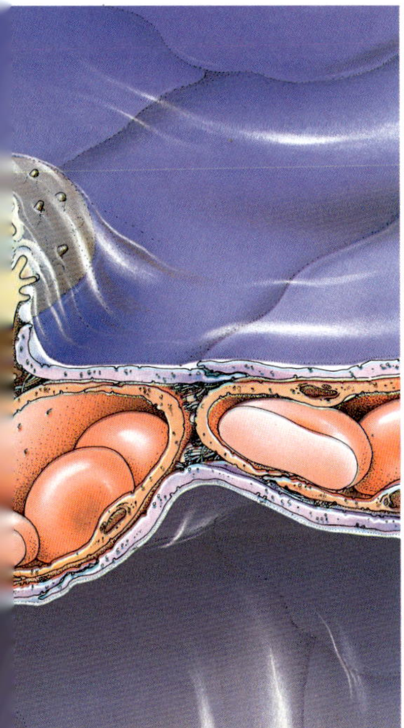

©

Mucosolvan® stimuliert die Produktion des Surfactant-Materials. Damit der lebensnotwendige Schutzfilm der Lunge erhalten bleibt.

Der Mucosolvan® Reinigungseffekt.

Infekte werden besser beherrscht durch gleichzeitige Surfactant-Stimulation und Antibiotika-Therapie

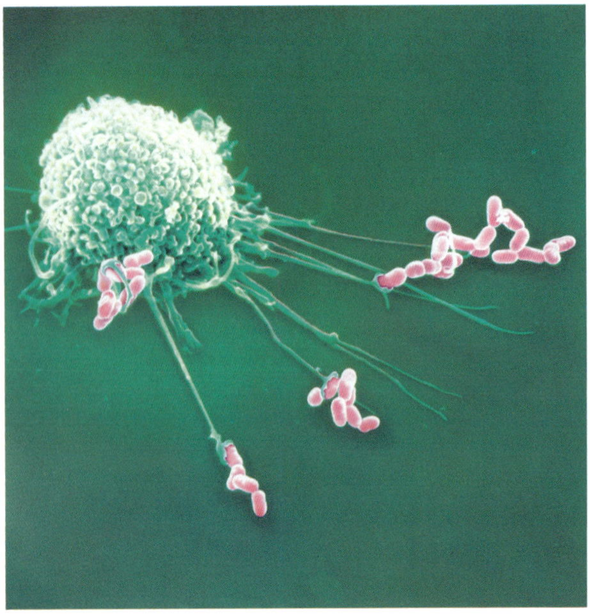

Das Antibiotikum stoppt die Vermehrung der Bakterien in den Atemwegen. Die Bakterienreste und Toxine müssen beseitigt werden. Das unterstützt Mucosolvan® wirkungsvoll:

Durch mehr Surfactant-Ausschüttung finden die Bakterien keinen Halt mehr am respiratorischen Epithel; die Adhäsion ist vermindert.

Die Bakterien werden zudem von Surfactant umhüllt. Dadurch wird die Phagozytose erleichtert.

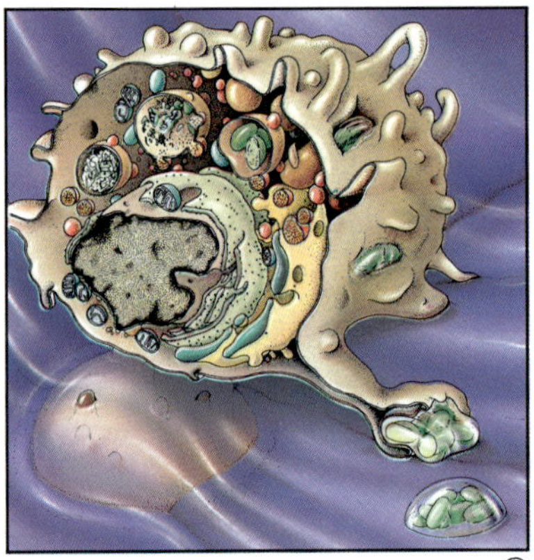

©

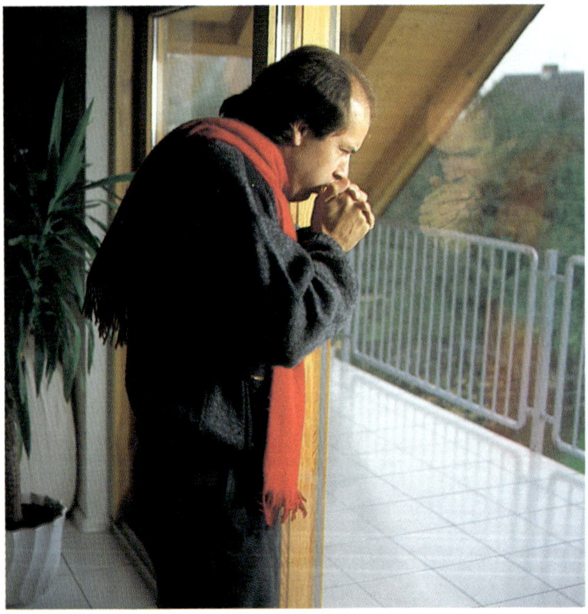

Die Mobilisierung der mukoziliaren Clearence beschleunigt den Abtransport von Schleim und Bakterien aus dem Bronchialsystem.

Mucosolvan® unterstützt die Wirkung des Antibiotikums. So können Patienten mit Atemwegsinfektionen rasch wieder gesund werden.

Obstruktionen effektiver beseitigen

mit der Unterstützung von Mucosolvan®

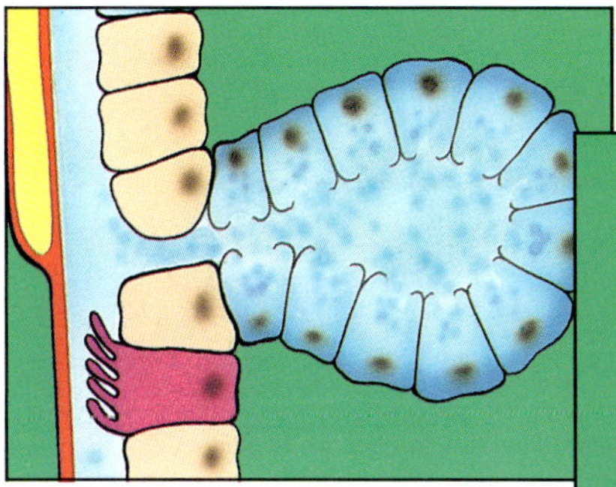

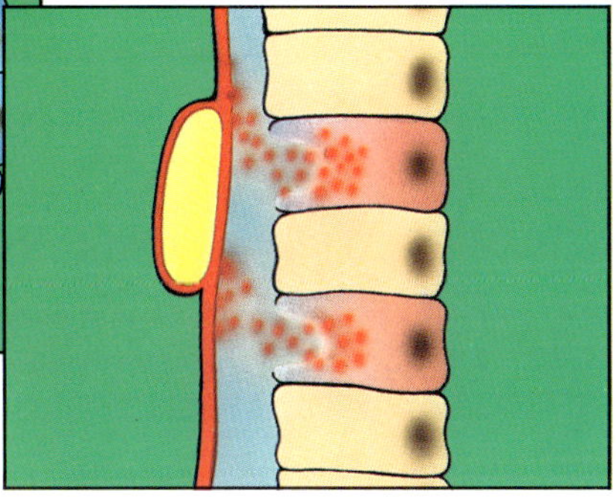

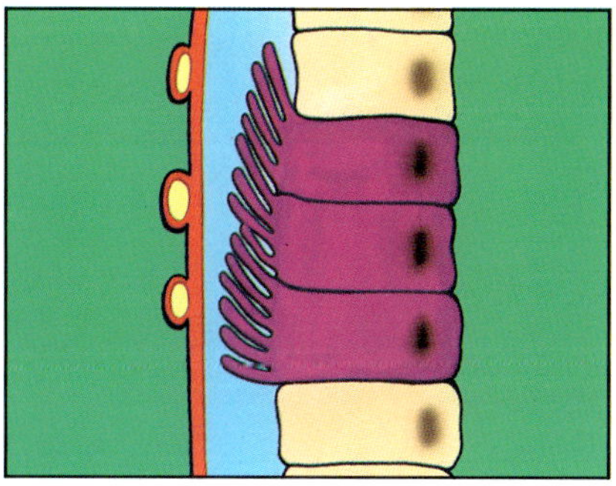

***H**yper- und Dyskrinie sind oft begleitende Symptome bei obstruktiven Atemwegserkrankungen. Hier ist Mucosolvan® der ideale Partner für ein Spasmolytikum! Der Schleim wird gelöst!

Festhaftende Sekretpfropfen werden mit Surfactant umhüllt. Auf dem wiederhergestellten Surfactant-Schaumteppich wird der zähe Schleim dann problemlos aus dem Bronchialsystem heraustransportiert.

Das Flimmerepithel wird unter Mucosolvan® wieder aktiviert, weil Bronchialschleim nicht mehr in die Zilienschicht eindringt.

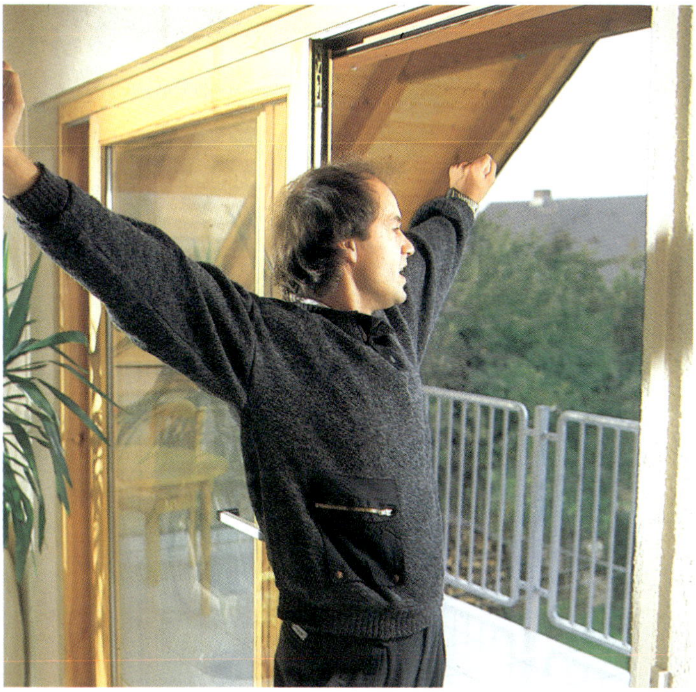

Mucosolvan® + Spasmolytikum.
Denn die ideale Ergänzung der Wirkungen läßt Patienten mit obstruktiven Atemwegserkrankungen besser und befreiter durchatmen.

1987 – Und Thomae forscht weiter!

Das aktuellste Ergebnis:

Patienten mit chronischer Bronchitis erfahren unter der Behandlung mit Mucosolvan® Retard eine Verbesserung ihrer Lebensqualität.
Weniger Arbeitsausfalltage.

Die erste 2-Jahres-Studie bei Patienten mit chronischer Bronchitis ist abgeschlossen. Die Ergebnisse für die Therapie sind sehr aussagekräftig!

Denn unter Mucosolvan® Retardkapseln waren die Patienten um ein Drittel weniger krank und arbeitsunfähig als unter Placebo, bezogen auf bronchopulmonale Erkrankungen.

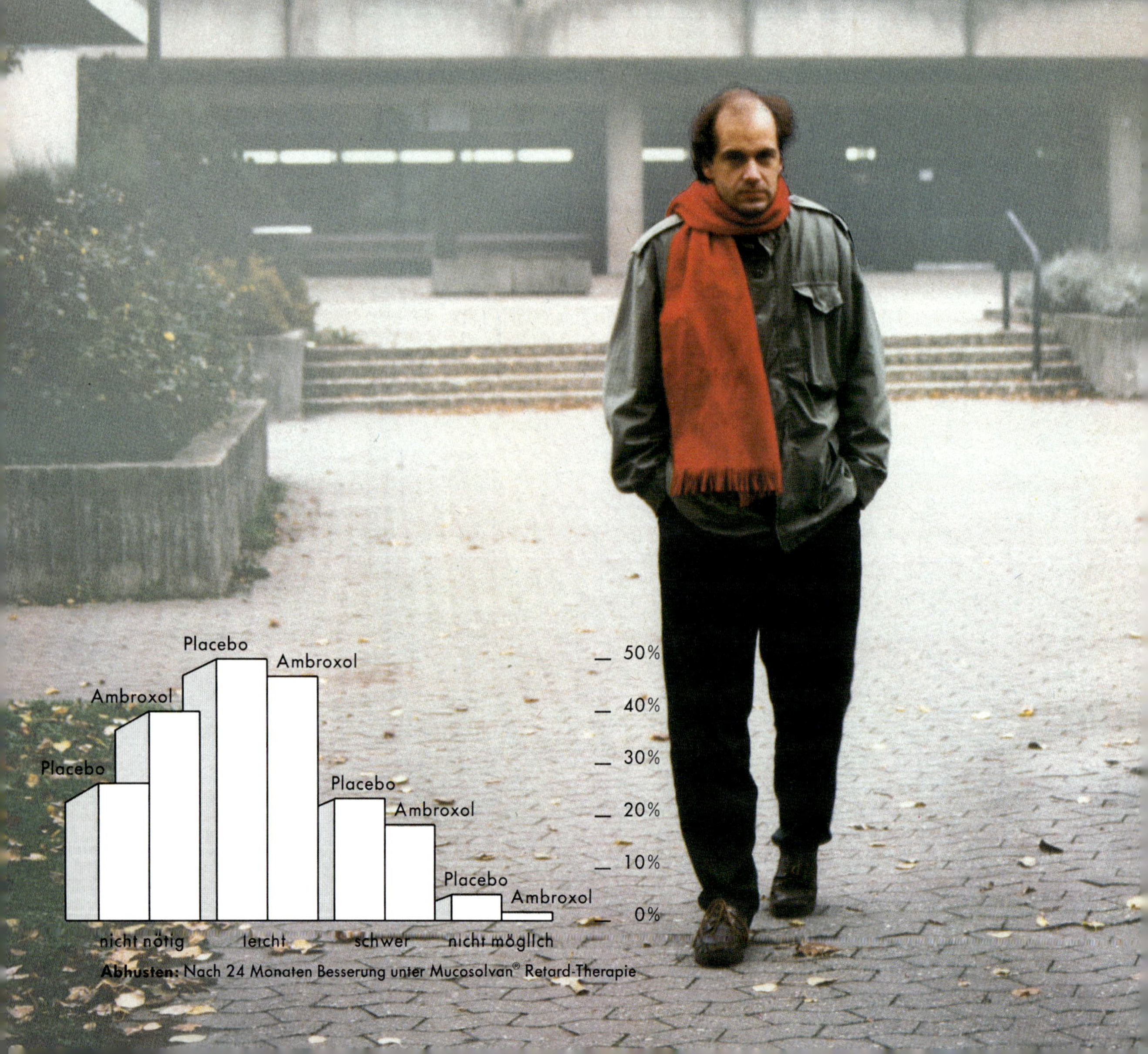

Abhusten: Nach 24 Monaten Besserung unter Mucosolvan® Retard-Therapie

Das Experten-Urteil

von Prof. Dr. med. U. H. Cegla

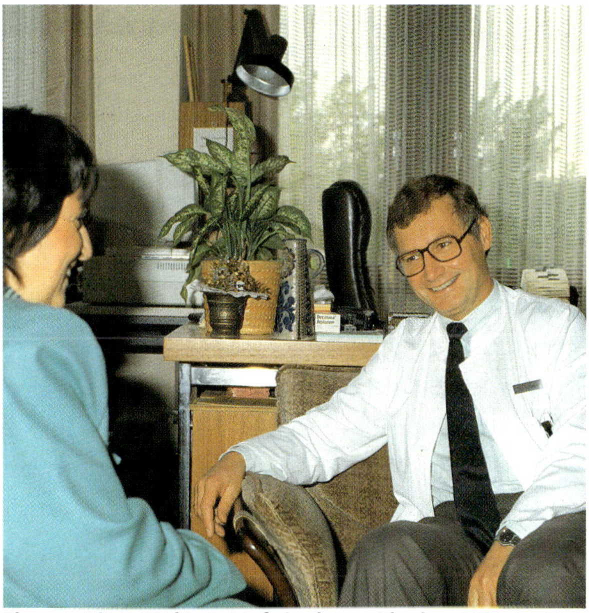

Thomae-Gespräch mit Prof. Cegla im Oktober 1987 in der Hufeland-Klinik in Bad Ems

Läßt sich die Progression der chronischen Bronchitis verhindern?

CEGLA: Es gibt Studien, die zeigen, daß durch das Aufgeben des Rauchens die weitere Verschlechterung der Lungenfunktion verlangsamt wird.
Inwieweit man die chronische Bronchitis in einen Steady-state überführen kann, ist heute schwierig zu sagen. Sicherlich sind alle Maßnahmen, die dazu beitragen, daß sich die vermehrte Schleimproduktion und die Unfähigkeit, den Schleim abzutransportieren, vermindert und die Infektanfälligkeit reduziert wird, geeignet, den Krankheitsverlauf zu verlangsamen.

Sie haben die Auswertung einer Multicenterstudie mit Ambroxol geleitet. Was hat diese Studie ergeben?

CEGLA: Das war eine Multicenterstudie in Lungenfachpraxen, in der insgesamt 180 Patienten über zwei Jahre doppelblind randomisiert mit 75 mg Ambroxol in Form einer Retardkapsel oder mit Placebo therapiert wurden. In beiden Gruppen wurden die Arbeitsausfallzeiten wegen chronischer Bronchitis, die Krankenhausaufenthalte und das subjektive Befinden ermittelt. Lungenfunktionswerte (Vitalkapazität, Sekundenkapazität und Peak-Flow) wurden gemessen, die Zusatzmedikation wie Antibiotika und/oder Steroide wurde festgehalten und die Beurteilung der therapeutischen Wirksamkeit erfolgte getrennt durch Arzt und Patient. Auch die Begleiterscheinungen wurden festgehalten. Raucher und Nichtraucher waren in beiden Gruppen gleich häufig vertreten.

Also ein sehr sorgfältiges Protokoll?

CEGLA: Mit Sicherheit. Wie sorgfältig die Studie angelegt wurde, sieht man im Grunde schon an der geringen Zahl der Drop-outs. Die Abbruchrate lag insgesamt bei nur 13 Prozent, wobei die primäre Drop-out-Rate schon sieben Prozent betrug. Das heißt, nur sechs Prozent aller Untersuchten sind im Lauf von zwei Jahren aus der Studie ausgeschieden. Das ist extrem wenig, wenn man es mit anderen, auch kürzeren Studien vergleicht, in denen zum Teil knapp 40 Prozent der Patienten die Behandlung abbrechen.

Warum ist die Studie über einen solch extrem langen Zeitraum von zwei Jahren gelaufen?

CEGLA: Eine solche Langzeit-Studie ist ausgesprochen aufwendig und schwierig. Entscheidend ist, daß die chronische Bronchitis zu verschiedenen Jahreszeiten unterschiedliche Aktivität zeigt, und zwar ist sie im Frühjahr und Herbst besonders akut, im Sommer bessern sich die Beschwerden. Führe ich eine Studie nur über ein halbes Jahr durch, so hängt das Ergebnis sehr stark davon ab, zu welchem Zeitpunkt die Studie beginnt. Im Sommer kann das Medikament zwar relativ gut sein, doch zu Placebo sieht man kaum einen Unterschied, läuft die Studie im Winter, gibt es größere Unterschiede. Man ist von den Eventualitäten des Wetters und der Jahreszeit abhängig. Als Zweijahresstudie können wir dagegen sicher sein, daß alle Jahreszeiten erfaßt sind und das sogar zweimal, so daß ein Wettereinfluß ausgeschlossen wird. Außerdem sollte mit dieser Studie auch über einen längeren Zeitraum die Compliance der Patienten unter dieser Medikation getestet werden. Diese hat sich dabei als außerordentlich gut erwiesen. Daneben ist zum Beispiel auch die Verbesserung der Lungenfunktion durch die häufigeren Messungen erheblich besser abgesichert.

Was hat die Studie im einzelnen ergeben?

CEGLA: Die Gabe von Ambroxol hat sich durch die Studie nachgewiesenermaßen als gute Therapie bei der chronisch obstruktiven Bronchitis ergeben. Die Arbeitsunfähigkeit ist signifikant, und zwar sogar um etwa ein Drittel, zurückgegangen, was sicherlich aus volkswirtschaftlicher Sicht nicht unbedeutend ist. Außerdem kam es zu einer signifikanten Linderung der subjektiven Beschwerden, was wiederum für die Indikation zu einer Dauertherapie von großer Bedeutung ist, denn wenn der Patient in dieser Richtung keine Besserung verspürt, wird er nach unseren Erfahrungen die Medikamente nicht einnehmen. Ganz wichtig erscheint mir auch, daß die Substanz gut verträglich ist. Es hat kaum Nebenwirkungen gegeben, die Nebenwirkungsrate war sogar in der Placebogruppe größer als in der Verumgruppe. Am Ende der zwei Jahre kam es zu einer statistisch signifikanten Besserung der Vitalkapazität, der Sekundenkapazität und des Peak-Flows im Vergleich zum Ausgangswert. Das ist, wie ich meine, ein entscheidendes Ergebnis, da wir zeigen konnten, daß lungenfunktionsanalytisch eine Verschlechterung, wie sie sonst im Laufe der Jahre stattfindet, durch die Gabe dieser Substanz aufgehalten werden konnte. Außerdem ergab sich, daß unter Ambroxol die Häufigkeit der Glukokortikoid-Zusatzmedikation niedriger war. Auch Antibiotika mußten deutlich seltener gegeben werden als unter Placebo.

Frühgeborenen-Schutz

Jetzt gibt es das neue Mucosolvan® Infusionslösungskonzentrat zur Förderung der pränatalen Lungenreifung.

Gegen das Atemnotsyndrom des Neugeborenen (IRDS).

Indikation zur vorzeitigen Beendigung der Schwangerschaft?
Drohende Frühgeburt?
Wie häufig sind diese Risikofaktoren?
Wie oft kommt es nach der Geburt dann zu den schwierigen Atemwegs-Komplikationen beim Neugeborenen?
Ab sofort kann der Arzt der werdenden Mutter und ihrem Kind besser helfen. Mit Mucosolvan®.
Das neue Mucosolvan® Infusionslösungskonzentrat kann gleichzeitig mit Tokolytika infundiert werden.
Und es ist auch bei Risiko-Schwangerschaften einsetzbar. Damit es dem Kind nach der Geburt möglichst gut geht!

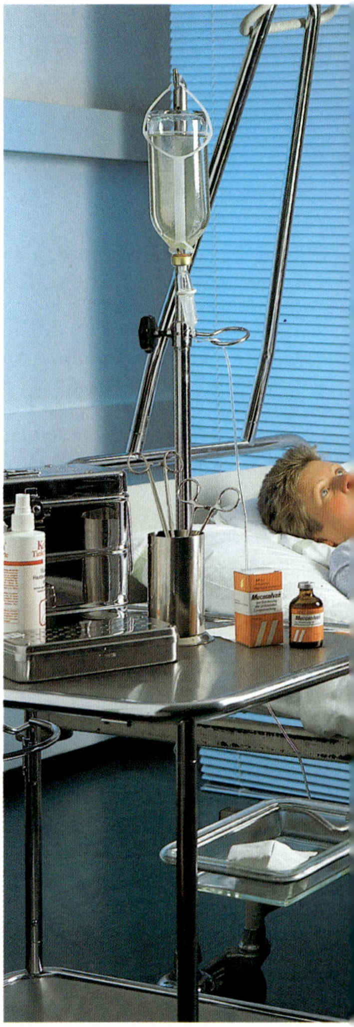

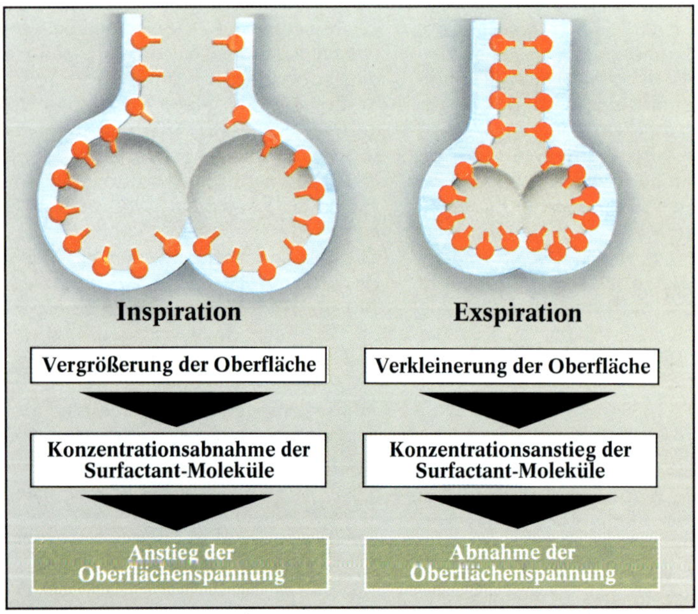

Hauptursache des IRDS ist ein Mangel an Surfactant. Dieses Syndrom tritt bevorzugt bei Neugeborenen, die vor der 37. Woche zur Welt kommen, auf.

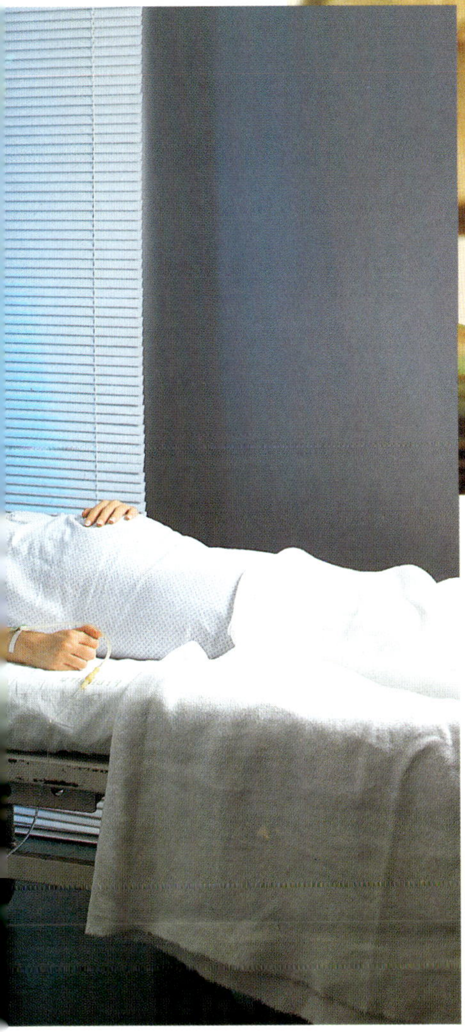

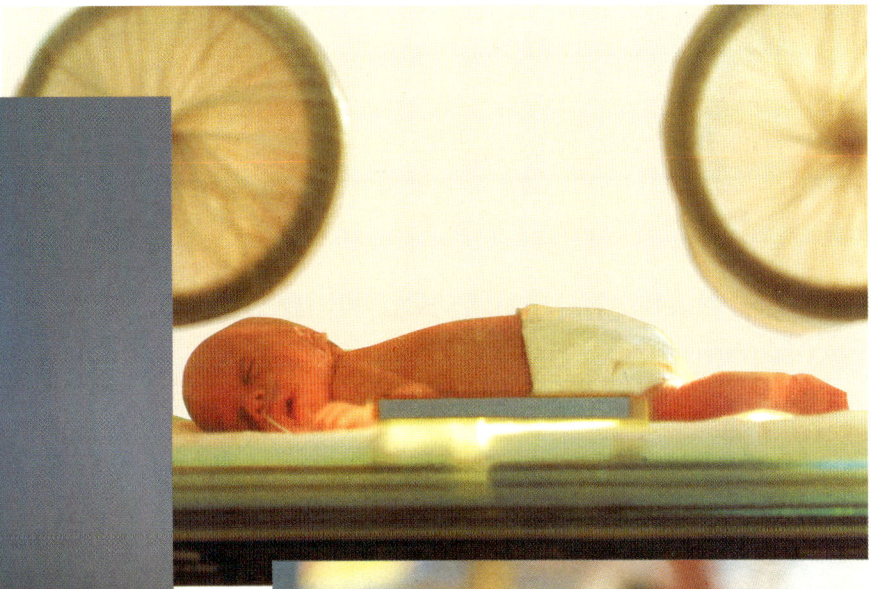

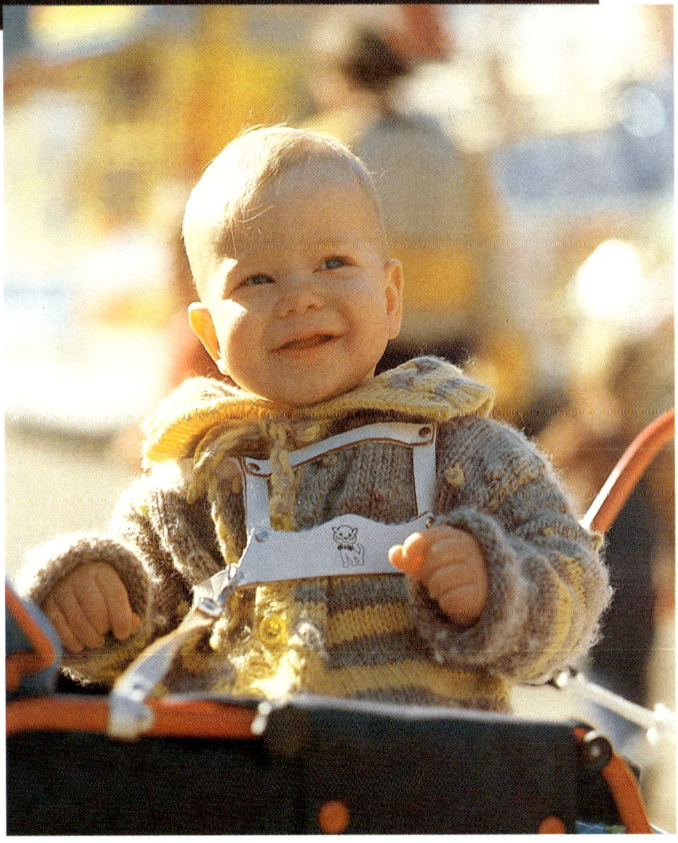

Mucosolvan®
Infusionslösungskonzentrat – so wirksam wie Kortikosteroide, aber ohne deren Nebenwirkungen – hat in klinischen Studien seine Surfactant-stimulierende Wirkung bewiesen.

Das IRDS-Risiko für Frühgeborene kann entscheidend gesenkt werden. Durch die IRDS-Prophylaxe mit Mucosolvan® Infusionslösungskonzentrat.

Thomae informiert

Wissenschaft für Klinik und Praxis

Mucosolvan® Infusionslösungskonzentrat
Klinische Erfahrungen bei IRDS:

»Basierend auf den Ergebnissen der vorliegenden Studie kann der klinische Einsatz von Ambroxol zur pränatalen RDS-Prophylaxe in der hier dokumentierten Dosierung von 1000 mg täglich über 3–5 Tage sowohl bei vorzeitiger Wehentätigkeit als auch bei Schwangerschaften, welche durch Plazentainsuffizienz, Gestose, Diabetes mellitus oder vorzeitigem Blasensprung kompliziert sind, empfohlen werden.«

SALZER, H. et al.: Z. Geburtsh. und Perinat. 190, 49–59 (1986)

Gesamtkollektiv 162 Patienten mit 165 Kindern (3 x Zwillinge)	Mucosolvan®-Gruppe 77 Patienten mit 79 Kindern (2 x Zwillinge)	Betamethason-Gruppe 85 Patienten mit 86 Kindern (1 x Zwillinge)
IRDS		
– leicht	3=4%	2=2,5%
– schwer	2=2,5%	2=2,5%
– letal	2=2,5%	1=1%
IRDS-gesamt	7=9%	5=6%
kein IRDS	72=91%	81=94%

Abbildung: IRDS-Morbidität und IRDS-Mortalität im Gesamtkollektiv abzüglich der Patienten mit Therapieabbruch.

Abbildung: IRDS-Morbidität und IRDS-Mortalität in Abhängigkeit vom Gestationsalter und der Behandlung im Gesamtkollektiv, abzüglich Patienten mit Therapieabbruch.

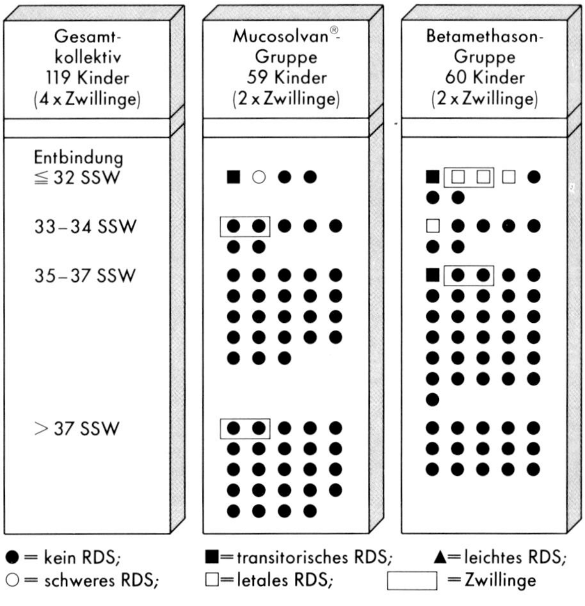